TITRES

ET

TRAVAUX SCIENTIFIQUES

DU DOCTEUR

CHARLES MAURIAC

MÉDECIN DE L'HÔPITAL DU MIDI

LAURÉAT DE L'INSTITUT ET DE L'ACADÉMIE DE MÉDECINE, ETC.

PARIS

IMPRIMERIE E. CAPIOMONT ET V. RENAULT

6, RUE DES POITEVINS, 6

—

Décembre 1881.

...AUX SCIENTIFIQUES

DU DOCTEUR

CHARLES MAURIAC

MÉDECIN DE L'HÔPITAL DU MIDI

LAURÉAT DE L'INSTITUT ET DE L'ACADÉMIE DE MÉDECINE, ETC.

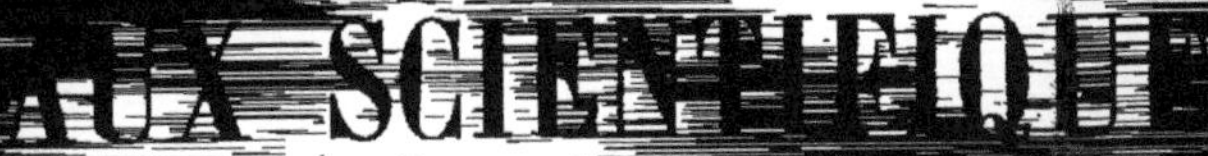

PARIS

IMPRIMERIE E. CAPIOMONT ET V. RENAULT

6, RUE DES POITEVINS, 6

Décembre 1881

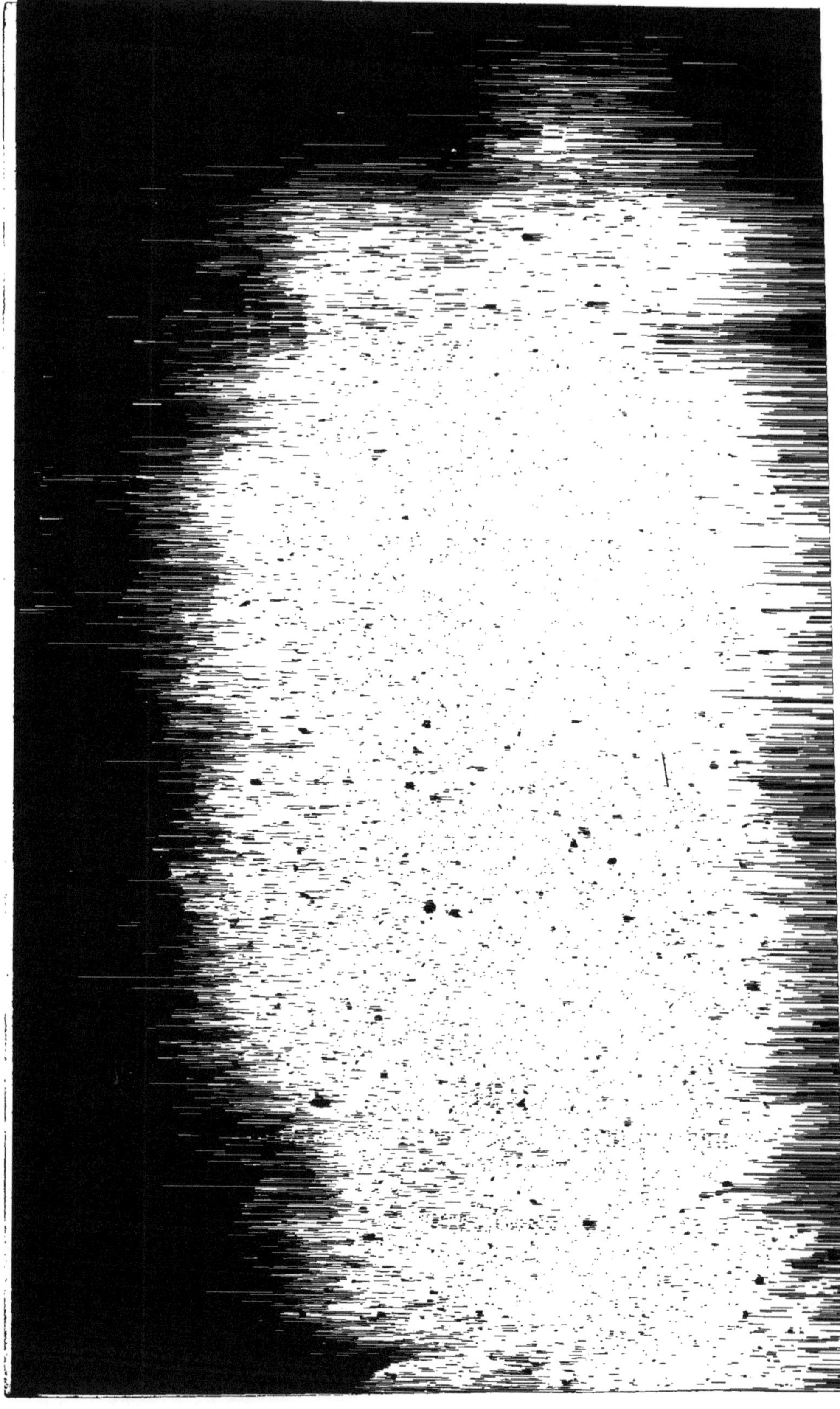

TITRES SCIENTIFIQUES

Interne lauréat des hôpitaux de Paris, de 1855 à 1861.

Accessit (concours de 1856.)

Deuxième mention (concours de 1857).

Médaille d'or (concours de 1858).

Médecin du bureau central des hôpitaux, en 1862.

Médecin de l'hospice des Ménages, de 1864 à 1868.

Médecin de l'hôpital du Midi depuis 1869.

Enseignement clinique, chaque année, à l'hôpital du Midi.

Lauréat de l'Institut en 1872, pour l'*Étude sur les névralgies réflexes symptomatiques de l'orchi-épididymite blennorrhagique.*

Lauréat de l'Académie de médecine en 1874, pour le travail sur le *Psoriasis de la langue et de la muqueuse buccale.*

PUBLICATIONS SCIENTIFIQUES

1. *Essai sur les maladies du cœur. De la mort subite dans l'insuffisance des valvules sigmoïdes de l'aorte.*

(Thèse inaugurale. Paris, 1860. — Gr. in-8° de 111 p., Leclerc, éditeur.)

A l'époque où parut ce travail, la mort subite causée par l'insuffisance des valvules sigmoïdes de l'aorte était un fait peu connu. Il n'avait été signalé que de loin en loin par quelques pathologistes, entre autres par Morgagni, Kreysig, Gendrin, Briquet et Aran. On n'en avait point recherché les causes ni donné l'interprétation. Prenant pour base de ma dissertation les faits qui m'étaient personnels et ceux que je trouvai disséminés dans les recueils français et étrangers, je décrivis l'évolution organo-pathologique des lésions qui préparent la mort subite et l'action des causes occasionnelles qui la provoquent. Pour entrer plus avant dans mon sujet et faire ressortir la différence qui existe, sous le rapport du mécanisme de la mort entre l'insuffisance aortique et les autres affections de l'organe central de la circulation, j'embrassai d'abord dans une vue d'ensemble la pathogénie générale des maladies du cœur et les causes de la mort, dans ces maladies.

Première partie : *Recherches historiques sur la mort subite dans l'insuffisance des valvules semi-lunaires de l'aorte.* — Analyse des lettres de Morgagni sur la mort subite dans les maladies du cœur. Idées de Lancisi sur le même sujet. Communication importante du docteur Briquet sur la mort subite par insuffisance des valvules aortiques. — Faits signalés par M. Gendrin et par Aran.

Deuxième partie : *Considérations générales sur la mort dans les maladies du cœur.* — Mort lente et mort rapide. — Mort subite: ce qui établit entre elle et les morts lentes et rapides une différence capitale, c'est l'absence, ou pour parler plus exactement, l'impossibilité absolue de toute réaction de l'organisme contre la force qui anéantit la vie. Il n'y a pas d'agonie dans cette variété de mort, parce qu'il n'y a pas lutte de la force vitale, la paralysie instantanée d'un ou de plusieurs organes, sans lesquels la vie ne se peut continuer, la rendant impossible. — Les lésions du bulbe rachidien et surtout les maladies du cœur sont les plus grandes et presque les seules causes de la mort véritablement subite.

Pathologie générale des maladies du cœur. — Ce qu'on doit entendre par *cachexie cardiaque.* Comment, à quelle époque et par quel enchaînement de phénomènes morbides elle se produit dans les maladies du cœur.

Des diathèses qui se trouvent à l'origine de presque toutes les cardiopathies. Leur action sur les forces générales de l'organisme et sur l'organe central de la circulation. Lésions des orifices et désorganisation progressive du tissu musculaire du cœur.

C'est sur ce dernier point que j'ai surtout insisté dans ces généralités pathogéniques. La grande cause de mort par le cœur, c'est la désorganisation de son tissu propre, de sa fibre musculaire, et aussi la faiblesse de son innervation, qui en est souvent la conséquence. Deux espèces de dégénérescences pour le muscle cardiaque : l'une fibreuse, l'autre graisseuse, la première moins fréquente que la seconde. Elles procèdent presque toujours l'une et l'autre médiatement ou immédiatement de l'inflammation. — Il y a aussi des dégénérescences graisseuses cardiaques primitives.

Processus des cardiopathies. — Période diathésique pendant laquelle les symptômes cardiaques reproduisent tous les traits de l'état morbide général dont ils sont l'effet direct : phlegmasies bâtardes, hydropisies et surtout hydroplegmasies et altération progressive de toutes les parties constituantes du cœur.

Période de la cardiopathie constituée. — Atténuation de l'état primitif diathésique. — Accentuation graduelle des phénomènes propres aux maladies du cœur. L'asthénie de tout le système vasculaire à son centre et à sa périphérie est un des traits les plus caractéristiques de cette seconde période des maladies du cœur. Elle produit les congestions passives; elle favorise le développement des hydropisies. — J'ai insisté sur ce fait pathogénique qui était loin d'être alors généralement admis, que les congestions, les hémorrhagies, les hydropisies ne sont pas purement passives dans cette période des maladies du cœur; qu'elles ne résultent pas uniquement d'un obstacle à la circulation du sang dans les cavités cardiaques, mais que ce ne sont souvent que des hydrophlegmasies avortées dont l'élément hydropique et l'élément inflammatoire ont été plus ou moins modifiés par les conditions pathologiques nouvelles qu'impose à l'organisme la faiblesse progressive de l'organe central de la circulation.

Période cachectique des maladies du cœur. — Le phénomène dominant dans cette phase ultime, c'est l'altération profonde des fonctions assimilatrices, l'absence complète de réaction organique salutaire, la tendance de toutes les manifestations morbides à prendre le caractère de la colliquation. Aggravation et multiplication de toutes les conséquences des cardiopathies organiques sur les diverses points de l'économie. Altération et suppression des secrétions; — dyscrasie albuminurique secondaire; — altération radicale des humeurs et des solides; — mauvaise nature des inflammations traumatiques et spontanées; — défibrination du sang; — hémorrhagies; — gangrène; — accidents urémiques; — thromboses, embolies, etc., etc.

Il résulte des considérations précédentes, que dans un grand nombre d'affections cardiaques, l'état pathologique est remarquable par sa généralisation. Tous les organes sont menacés et plus ou moins atteints, et il se produit dans la circulation générale et principalement dans la circulation pulmonaire un ensemble de lésions qui menacent souvent la vie d'une destruction plus prochaine que la maladie du cœur qui leur a donné naissance. La mort ne procédant pas alors directement du cœur est en général lente ou rapide, mais presque jamais subite. Suit un tableau de ses causes, de ses divers modes pathogéniques et de sa physionomie dans la plupart des maladies du cœur et en particulier dans une des plus communes, où les lésions de l'*orifice mitral* constituent l'altération organique la plus fréquente, la plus remarquée, mais non la seule.

J'ai terminé ces considérations générales sur les maladies du cœur en traçant une esquisse de la dégénérescence graisseuse du cœur, idiopathique, goutteuse ou consécutive à diverses autres cardiopathies. La mort peut y être subite par rupture ou hémorrhagie interstitielle du cœur et aussi par le fait d'une apnée particulière qui lui est propre, d'une sorte de paralysie définitive du principe respiratoire dont le siège est au centre du bulbe rachidien. En pareil cas la mort est très souvent subite et sans agonie.

Enfin j'ai opposé à ces diverses espèces de maladies du cœur, celle qui est constituée par l'insuffisance des valvules sigmoïdes de l'aorte. Cette cardiopathie n'est pas incompatible avec les dehors d'une excellente santé et se réduit souvent à quelques troubles fonctionnels cardio-pulmonaires : dyspnée, palpitations, attaques d'angine de poitrine... Néanmoins, malgré l'apparente bénignité des symptômes, le malade peut mourir subitement. De toutes les maladies du cœur, c'est l'insuffisance aortique qui détermine le moins fréquemment l'ensemble des phénomènes morbides qui constituent les symptômes généraux de ces affections ; mais c'est elle qui cause le plus fréquemment la mort subite. Ainsi, sur 113 cas de mort subite produite par toutes les variétés de lésions organiques du cœur, il y en a, dans le tableau statistique que je cite, 41 par insuffisance aortique et 6 seulement par maladies de la valvule mitrale. Viennent, après l'insuffisance aortique, les maladies de la substance musculaire, 19 cas ; celles de l'aorte et de l'artère pulmonaire, 17 ; celles par vice de conformation du cœur, 10, etc., etc.

TROISIÈME PARTIE : *Observations de mort subite dans l'insuffisance des valvules sigmoïdes de l'aorte.* — J'en ai relaté quinze : l'analyse de toutes les particularités qu'elles ont présentées, conduit aux conclusions suivantes :

1° Tous les malades sont morts subitement, d'une façon imprévue et sans agonie. Dans aucun cas, la syncope mortelle n'a été précédée des phénomènes progressifs de l'asphyxie, ni des symptômes vertigineux qui constituent les prodromes des coups de sang. A l'autopsie, on n'a découvert ni dans les méninges, ni dans le cerveau, ni dans ses ganglions, ni dans la moelle allongée, des lésions assez étendues pour expliquer la mort.

2° La véritable cause de la mort subite a toujours été une syncope cardiaque prolongée. Tous les malades sont morts par le cœur. Les lésions de ce viscère pouvant expliquer la mort ont toujours été au nombre de deux : *Insuffisance aortique avec ou sans rupture des valvules ; hypertrophie du ventricule gauche, compliquée toujours d'une énorme dilatation.* Dans aucun cas, les poumons ni les cavités droites du cœur n'ont présenté d'altération capable d'expliquer la terminaison funeste.

3° Les maladies des valvules et l'hypertrophie consécutive du ventricule gauche dataient de longtemps et étaient, la plupart, d'origine rhumatismale. Trois malades seulement avaient de l'anasarque ; les autres n'éprouvaient que des palpitations et de la dyspnée revenant quelquefois par accès, comme dans l'angine de poitrine. Quelquefois la mort subite est survenue sans cause occasionnelle appréciable. D'autrefois elle semble avoir été provoquée, soit par un ébranlement moral, soit par un effort, soit par un mouvement brusque ou même un simple changement de position.

QUATRIÈME PARTIE : *Considérations sur les causes de la mort subite dans l'insuffisance des valvules semi-lunaires de l'aorte.* — Cette partie de mon travail, qui est la plus importante, est consacrée à l'étude de la pathogénie des lésions cardiaques qui placent le cœur dans les conditions d'opportunité d'une syncope mortelle, et à la physiologie pathologique des causes occasionnelles qui déterminent cette syncope.

Pour que le cœur fonctionne régulièrement, il faut que la circulation du sang dans ses vaisseaux propres s'exécute normalement, que ses fibres musculaires ne soient pas malades et que son innervation ne soit pas troublée.

Lorsque la lésion aortique est légère, que l'hiatus de l'insuffisance est étroit et que le travail inflammatoire, cause de ces désordres, s'arrête et s'éteint définitivement, l'hypertrophie du ventricule gauche consécutive peut n'arriver qu'au degré qu'exige le maintien de l'équilibre circulatoire. Elle se ralentit alors dans son mouvement progressif et reste pour toujours dans un état stationnaire. Malheureusement une pareille terminaison est exceptionnelle. L'hypertrophie se complique de dilatation. Ces deux lésions fondamentales de l'insuffisance, qui en font tout le danger, ont une tendance fatale à s'accroître indéfiniment sous l'action de causes nombreuses et complexes dont l'interprétation est indispensable pour comprendre le mécanisme de la mort subite dans cette espèce de cardiopathie organique.

Pendant la *première période de l'évolution organo-pathologique* du cœur, l'hypertrophie symptomatique de l'insuffisance est compensatrice, par conséquent salutaire. Mais si le travail inflammatoire qui a produit la lésion aortique se propage aux membranes de l'organe et à son tissu musculaire, la fibre contractile ne se trouvant plus dans les conditions d'une nutrition normale s'affaiblit peu à peu, se transforme, dégénère en granulations protéïques ou en globules graisseux. La stagnation du sang dans les capillaires, consécutive à l'hyperhémie ou à l'inflammation, entrave en outre la contraction de l'organe. L'hypertrophie devient de plus en plus morbide; elle diminue la consistance et la tonicité du tissu musculaire. Toutes ces causes, surajoutées au reflux du sang dans le ventricule, contribuent à produire les énormes dilatations qu'on observe toujours dans les insuffisances aortiques graves. C'est ainsi que s'établit la *deuxième période de l'évolution organo-pathologique*. Lorsque l'hypertrophie ventriculaire est entrée dans cette deuxième période, elle y persiste et tend, alors même que le travail inflammatoire s'atténue ou s'éteint, à passer dans une *troisième période qui est la période de dégénérescence*.

Pour expliquer cette progression incessante, cet accroissement indéfini de la turgescence vasculaire du muscle cardiaque, j'ai fait une étude complète de la circulation propre du cœur, et démontré que l'insuffisance aortique entraînait l'affaiblissement de la tension du sang dans les artères coronaires. Voici, sous une forme résumée, les troubles que l'insuffisance aortique suscite dans l'irrigation du cœur:

A l'état normal cette irrigation sanguine ne s'accomplit qu'imparfaitement pendant la systole ventriculaire, parce que, dans le moment où les parois charnues de ce viscère se contractent, les petits vaisseaux de sa substance doivent être comprimés par les fibres musculaires qui se gonflent et se raccourcissent.

C'est lorsque les valvules sigmoïdes s'abaissent, au moment de la systole artérielle et pendant la diastole ventriculaire, que s'opère complètement l'irrigation du tissu propre du cœur. — Durant la systole ventriculaire le sang ne peut arroser que les parois des oreillettes qui sont alors en diastole; c'est aussi le moment où la grande veine coronaire se dégorge avec d'autant plus de facilité que la tension du sang est à son minimum dans l'étage inférieur du cœur.

Pendant la diastole ventriculaire, turgescence vasculaire des parois du cœur qui s'imbibent de sang en même temps que la cavité des ventricules se dilate pour recevoir celui qu'elle va expulser dans le système artériel. La systole active la circulation veineuse et la diastole la circulation artérielle du cœur.

Lorsque le plancher des valvules aortiques est détruit en totalité ou en partie, l'obstacle qui faisait refluer énergiquement le sang vers les coronaires fait défaut, et l'irrigation des parois du viscère au moment de la diastole tend à diminuer. — L'affaiblissement de la circulation interstitielle du cœur est en raison directe du diamètre de l'insuffisance. — La tension artérielle diminuant dans les coronaires devient une cause d'irrégularité et de stagnation pour la circulation capillaire et la circulation veineuse de l'organe.

De toutes ces causes réunies et de l'altération si fréquente des coronaires, résultent la turgescence vasculaire, la congestion chronique des parois ventriculaires, leur épaississement, leur augmentation de volume et de poids, le relâchement de leur énergie contractile et les altérations de leur nutrition.

C'est ainsi que se produisent par un enchaînement de causes trop souvent inéluctables, les modifications morbides successives qui changent l'hypertrophie saine et compensatrice en une hypertrophie de plus en plus insuffisante et toujours compliquée d'une grande dilatation ventriculaire et de dégénérescence graisseuse.

Les lésions mitrales entravent surtout la circulation du poumon et les lésions aortiques la circulation propre du cœur. De là résultent la fréquence des congestions pulmonaires avec toutes leurs conséquences dans les maladies de l'orifice mitral, et la fréquence des congestions et des dégénérescences cardiaques dans les lésions de l'orifice aortique. De là résulte aussi la fréquence incomparablement plus grande de la mort subite dans les lésions de ce dernier orifice.

La véritable et la grande cause de la mort subite dans l'insuffisance des valvules sigmoïdes de l'aorte, c'est l'hypertrophie congestive avec dilatation du ventricule gauche et dégénérescence de la fibre musculaire.

Pour découvrir le mécanisme de la mort subite dans l'insuffisance aortique, il fallait tenir compte aussi de l'innervation du cœur. Cet organe est en effet un centre de sympathies auquel viennent aboutir, par un mouvement reflexe, toutes les impressions physiologiques ou morbides dont le point de départ est dans le cerveau, la moelle épinière ou les viscères animés par le grand sympathique. Dans les cardiopathies, cette susceptibilité à recevoir le contre-coup des impressions qui ébranlent l'économie, s'exagère à un haut degré. Il en résulte, lorsque l'hypertrophie et la dilatation sont excessives, soit un collapsus immédiat qui peut aller jusqu'à la sidération radicale de la contractilité musculaire cardiaque, soit une surexcitation anormale et momentanée, promptement suivie d'une période plus ou moins longue d'asthénie.

Qu'une cause de débilité atteigne directement ou par mouvement réflexe un cœur placé dans les conditions morbides que crée l'insuffisance aortique, et au bout de quelques systoles, c'est-à-dire de quelques secondes, la cavité ventriculaire pourra se trouver dilatée outre mesure et surchargée de sang. Mais ce qu'il y a de plus grave, c'est que ses parois s'engorgeront dans les mêmes proportions. Voici comment se produit ce fait important sur lequel j'ai beaucoup insisté, et quelles en sont les conséquences :

Le ventricule dilaté par le sang qui le surcharge ne se vide qu'en partie ; sa systole est incomplète. Or, comme il faut une contraction énergique, un raccourcissement complet de chaque fibre musculaire pour expulser le sang qui circule dans le réseau des capillaires, et faciliter le dégorgement de celui qui se meut dans les veines coronaires dépourvues de valvules, il en résulte que ces vaisseaux restent obstrués, et que leur obstruction augmente à mesure que la contraction systolique diminue. Une autre cause qui tend à favoriser cette stagnation du liquide dans la paroi ventriculaire, c'est l'affaiblissement de la *Vis a tergo*, qui est un des résultats de l'inocclusion des valvules semi-lunaires. — Ce n'est pas impunément que les parois du ventricule deviennent le siège de cette turgescence vasculaire : il se produit là un phénomène analogue à celui qu'on observe dans ces cas d'inertie de la matrice, où la faiblesse et la lenteur des contractions se rattachent à l'engorgement sanguin et à la pléthore des parois utérines. Plus les parois ventriculaires se congestionnent, plus leur contractilité s'affaiblit. A cette cause de collapsus progressif il faut ajouter l'excessive distension de la cavité ventriculaire qui engourdit en quelque sorte et paralyse toute force de contraction. — Cette distension passive a produit l'engorgement vasculaire des parois, et, à son tour, l'engorgement vasculaire des parois, tend à accroître la dilatation, en anéantissant peu à peu la résistance tonique et la contractilité des fibres musculaires. Il y a là, comme dans beaucoup de cas pathologiques, aggravation indéfinie de la cause par l'effet. — Une circonstance qui contribue encore à épuiser l'énergie du ventricule, et qui hâte la cessation absolue de ses contractions, c'est le volume exagéré qu'il acquiert, c'est le poids énorme qui résulte de l'accumulation du sang dans ses parois et dans sa cavité, c'est la quantité de travail dépensée en pure perte pour exécuter les mouvements de totalité qui sont inséparables de sa systole et de sa diastole.

Donc, par ce mécanisme, de systole en systole et de seconde en seconde, le cœur est entraîné vers une syncope mortelle. Combien de temps dure la succession de ces phénomènes ? Il est difficile de le fixer d'une manière précise ; mais après quelques secondes, trois ou quatre minutes au plus, toute vie peut s'éteindre. N'est-ce pas là le type de la mort subite ? — Au moment où le cœur est encore agité de ces impuissantes convulsions qui précèdent

son arrêt définitif, le bulbe rachidien et les centres nerveux ne reçoivent
déjà plus le liquide sanguin où ils puisent le principe de leur activité. Ils
sont frappés de paralysie ; le jeu des puissances respiratoires est aboli ;
toutes les forces musculaires tombent dans un état de résolution générale
dont rien ne les pourra tirer. C'est l'image de la mort ; mais dans un instant
ce sera la mort elle-même, car les tressaillements ultimes du cœur n'expul-
seront plus dans l'aorte qu'un flot de sang qui retombera de tout son poids
dans la grande cavité ventriculaire qu'il vient de quitter. — Les oscillations
du sang, du cœur à l'aorte et de l'aorte au cœur, sont les dernières manifestations de la vie. Peu à peu elles diminuent et s'arrêtent comme les
oscillations d'un pendule ; et dès lors, liquides et solides, tout est saisi par
l'immobilité de la mort.

J'ai ensuite étudié au point de vue physio-pathologique, les nombreuses circonstances qui peuvent perturber ou anéantir tout à coup
l'état d'équilibre instable dans lequel se trouve l'organe central de la
circulation. Sommeil, rêves, cauchemars, mouvements réflexes de
toute nature, émotions morales brusques, violentes et dépressives,
efforts physiques, etc., telles sont les principales causes occasionnelles dont j'ai analysé, discuté et mesuré le mode d'action sur le
cœur atteint d'insuffisance aortique grave. — Un grand nombre de
circonstances étiologiques sont si légères et, en apparence, si incapables de provoquer la mort subite qu'on aurait peine à comprendre qu'elles pussent agir d'une façon si peu en rapport avec leur
nature, si l'on n'était pas préalablement pénétré de cette idée, que les
conditions organo-pathologiques dans lesquelles le cœur se trouve
alors placé sont susceptibles de faire naître des syncopes instantanément funestes, sous l'influence d'une perturbation qui entrave pour
quelques secondes l'action déjà si compromise de l'organe. Ici la
gravité des causes occasionnelles dépend moins de leur nature elle-
même que de l'état pathologique de l'organe sur lequel elles con-
centrent leur action perturbatrice.

J'ai terminé cette quatrième partie de mon travail par une appré-
ciation du pronostic de l'insuffisance aortique. Parmi toutes les
cardiopathies, il n'en n'est pas de plus perfide, de plus insidieuse, et
qui expose le médecin à plus de déceptions pronostiques. Ce fait
tient à ce que les lésions qui préparent la mort subite, se développent
en général sans bruit et sans faire naître un ensemble de manifestations morbides capables de donner une mesure exacte de leur gravité.

Parmi les circonstances d'un mauvais augure, j'ai signalé l'aptitude aux inflammations pulmonaires, les attaques réitérées de la diathèse rhumatismale, les complications endo-péricardiques, la susceptibilité exagérée du système nerveux. — Ce sont là des circonstances générales et un peu vagues. — Les signes qui permettent d'apprécier l'état d'hypertrophie, de dilatation, d'hypersthénie et d'asthénie du cœur, sont beaucoup plus importantes au point de vue du pronostic. — Parmi les troubles fonctionnels, les attaques d'angine de poitrine et surtout les syncopes sont plus redoutables.

Le sujet ne comportait pas de longues considérations à propos du traitement: les précautions hygiéniques, le calme de l'esprit et du corps, les sédatifs de la circulation et les révulsifs sont les moyens les plus capables de prévenir la mort subite dans l'insuffisance aortique.

2. *Traduction et annotation des leçons de M. le docteur Ch. West sur les maladies des femmes.*

(1 vol. in-8° de 850 p., Paris, 1870. F. Savy, éditeur).

Je ne me suis pas borné dans cet ouvrage au rôle de traducteur. J'ai annoté avec le plus grand soin les *Leçons sur les maladies des femmes*. C'est une tâche à laquelle j'étais préparé de longue date par des recherches que j'avais entreprises en 1858, sous la direction de mon maître Aran, à l'hôpital Saint-Antoine. Tous les points de la pathologie utérine, qui m'ont semblé obscurs ou controversés ont été de ma part l'objet d'une étude attentive, et je leur ai consacré des notes détaillées dont quelques-unes sont des monographies. L'élément qui m'est personnel figure au moins pour un tiers dans ce volume. Voici, parmi mes quatre-vingt-dix-huit notes, quelles sont les plus importantes :

Rétention du flux menstruel. — Dypsménorrhées membraneuses. — Rapports de la menstruation avec différentes maladies aiguës ou chroniques. — Névralgie utérine (hystéralgie, utérus irritable). — Hyperhémies et inflammations de la matrice. — Ulcérations spécifiques du col de l'utérus. — Tuberculose des organes génitaux. — Tumeurs épithéliales de l'utérus. — Phlegmons des ligaments larges. — Diverses espèces d'hématocèles péri-utérines. — Inflammations de l'ovaire et tubo-ovarites. — Pelvi-péritonite et ses diverses espèces. — Kystes prolifères de l'ovaire. — Cancer des ovaires. — Grossesses extra-utérines. — Kystes hétérotopiques de l'ovaire. — Corps fibreux et métamorphoses kysto-fibreuses de l'ovaire. — Kystes tubo-ovariques. — Ponction et injections iodées dans le traitement des kystes de l'ovaire. — Affections de la vessie chez la femme : ténesme vésical, paralysie, fongus, etc. — Opération de la fistule vésico-vaginale. — Affections du vagin : exfoliation épithéliale du vagin et périvaginite phlegmoneuse disséquante, tumeurs vaginales constituées par la dilatation partielle du canal de l'urèthre, affections blennorrhagiques chez la femme. — Affections névralgiques et spasmodiques de l'urèthre, du vagin et de la vulve. — Vulvite et ses diverses espèces. — Esthiomène de la région ano-vulvaire. — Syphilis chez la femme.

Dans toutes ces notes, j'ai pris à tâche d'étudier surtout les causes des maladies utérines, d'expliquer leur pathogénie, de les suivre dans leurs processus variés et de les rattacher aux divers états pathologiques généraux de l'organisme dont elles ne sont souvent qu'une émanation. J'ai réagi contre la pratique qui, méconnaissant le point de départ de ces affections, prenait les lésions consécutives pour les lésions principales, et les traitait à outrance par les moyens les plus violents. Je me suis efforcé de démontrer que la thérapeutique des maladies utérines, modifiée par une conception pathogénique plus large, devait être moins impatiente de guérir à tout prix la lésion locale et plus désireuse de modifier préalablement les conditions générales de l'organisme, etc.

3. *Psoriasis de la langue et de la muqueuse buccale.*

(*Union médicale*, 1874. — Gr. in-8° de 98 p., Adrien Delahaye, éditeur. Ouvrage couronné par l'Académie de médecine.)

Parmi les nombreuses affections qui se développent dans l'intérieur de la bouche, celle qu'on a désignée sous le nom de *psoriasis de la muqueuse buccale* est une des plus intéressantes et des plus dignes, à tous les points de vue, d'être sérieusement étudiée. Sa pathogénie, est complexe et fort obscure. Son diagnostic présente parfois des difficultés qui déjouent la sagacité des praticiens les plus expérimentés. Son pronostic est incertain. Quant à son traitement, il n'a donné que des résultats nuls ou insignifiants, bien qu'on ait employé tous les substitutifs, tous les fondants et résolutifs, etc., de la matière médicale.

Les lésions qui constituent le psoriaris buccal se rattachent à des états généraux ou locaux essentiellement différents. Dans la grande majorité des cas, ces lésions ont un caractère de bénignité qui persiste jusqu'aux phases les plus avancées du processus. Mais il arrive parfois que la prolifération superficielle des éléments épithéliaux devient profonde, envahissante, destructive, et dégénère en une affection épithéliomateuse des plus graves.

Il était naturel qu'on fît jouer un rôle considérable, dans la pathogénie du psoriasis buccal, à tous les agents qui, mis en contact avec la muqueuse, ou éliminés par elle, sont aptes à produire une irritation morbide dépassant les bornes de l'excitation physiologique inhérente aux fonctions de la mastication et de l'insalivation. — Ce rôle est-il de premier ou seulement de second ordre ? Eh bien, dans cette affection, comme dans presque toutes les autres de même nature, si localisées qu'elles soient, l'influence étiologique vraiment active et prépondérante, paraît avoir sa source dans une disposition morbide générale de l'organisme. Sans doute, il n'est pas toujours facile de découvrir cette disposition morbide générale, ni possible de la préciser et de la définir ; mais, d'autres fois, elle se manifeste avec une telle évidence qu'elle s'impose aux esprits les plus prévenus.

Le psoriasis buccal est le plus souvent une altération par laquelle se traduit, suivant un processus anatomo-pathologique à peu près toujours semblable à lui-même, l'action nocive de plusieurs maladies constitutionnelles sur la muqueuse buccale. Il en résulte que chacune des grandes maladies constitutionnelles lui imprimera une qualité spécifique, et le classera dans son cadre nosologique le plus naturel.

Cette affection ne devra être considérée comme idiopathique et purement locale que quand il aura été impossible, malgré les investigations les plus suivies, de découvrir chez le malade aucune trace de maladie constitutionnelle. Dans cette espèce de psoriasis se rangent ceux qui surviennent spontanément et ceux qui sont provoqués et entretenus par une irritation exagérée et anormale de la muqueuse buccale. — Enfin le psoriasis, précurseur de l'épithélioma, formera une espèce spéciale aussi digne d'intérêt que les autres, et beaucoup plus importante qu'elles au point de vue du pronostic.

On voit par ce qui précède que l'affection a plus de surface et de profondeur pathologiques qu'on ne serait tenté de le supposer au premier abord. Son histoire avait été à peine ébauchée, comme on peut s'en convaincre par la bibliographie, à l'époque où je publiai cet ouvrage.

Outre les neuf cas très complets que j'ai pu suivre pendant long-temps et qui sont relatés dans la première partie et dans l'appendice, j'en ai observé depuis un grand nombre. Mon expérience accrue a laissé mes conclusions intactes et n'a fait que les corroborer.

CONCLUSIONS :

I. Le psoriasis de la langue et de la muqueuse buccale est une phlogose chronique, dans laquelle deux éléments anatomo-pathologiques principaux s'observent constamment. Le premier est une inflammation scléreuse des papilles et des couches superficielles du derme; le second, une hypersécré-tion épithéliale, qui se condense sous forme de plaques grises, opalines, blanches, et qui s'élimine sous forme d'écailles, de squames, exclusivement formées de cellules épithéliales.

✳ Quelques auteurs ont eu tort d'appeler cette affection ichthyose de la bouche, car elle évolue, tandis que le propre de l'ichthyose est de ne pas évoluer et de constituer une difformité plutôt qu'une affection.

✳ Il existe d'autres éléments anatomo-pathologiques que la lésion psoria-sique elle-même; mais ils n'occupent qu'un rang secondaire. Ce sont : le lichen, le pityriasis, les exulcérations, les fissures, l'état variqueux des veines, les hypertrophies glandulaires, etc.

✳ Dans le psoriasis bucco-lingual, les parties atteintes sont, par ordre de fréquence et de gravité : la face supérieure et les bords de la langue, les commissures des lèvres, la face interne des joues, la face interne et le bord des lèvres, les gencives et la voûte palatine.

✳ Il y a plusieurs phases dans le processus anatomo-pathologique du psoriasis bucco-lingual : A. période érythémateuse; B. période scléro-squa-meuse; C. formation des exulcérations, des crevasses, des raghades; D. déchiquetures des bords de la langue, état mamelonné, îlots, sillons, etc., résultant soit de cicatrices, soit d'une atrophie du derme produite par la pression des squames.

✳ Les plaques, les bandelettes, les nappes, les stries, les squames formées par l'hypergenèse épithéliale ont des teintes grises, nacrées, opalines, blanc chlorure d'argent. Cette dernière couleur s'observe dans le groupe des psoriasis bucco-linguaux de nature arthritique et dartreuse.

II. Dans le psoriasis syphilitique, l'élément psoriasique proprement dit occupe le second rang dans la hiérarchie des lésions. Les éléments anatomo-pathologiques principaux sont : les érosions, les plaques muqueuses irisées, ecchymotiques, végétantes, cornées, etc.; les ulcères syphilitiques profonds, les tubercules, les gommes. Les érosions couenneuses sont plus communes dans le psoriasis syphilitique que dans les autres.

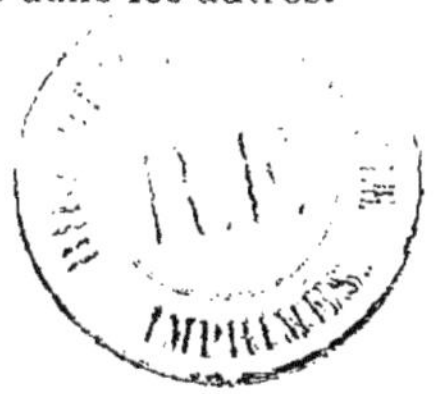

✳ L'hypertrophie des papilles peut s'élever jusqu'à la formation des papillomes. Les papillomes du psoriasis sont bénins ou malins. C'est par la transformation des papillomes bénins en papillomes malins que le psoriasis bucco-lingual se métamorphose en épithélioma ou cancroïde.

III. Il existe une espèce de psoriasis artificiel ou provoqué qui est produit par des causes excitantes externes et n'est la manifestation d'aucune maladie constitutionnelle. On l'a décrit sous le nom de plaques des fumeurs. Quand il se prolonge, les causes excitantes n'existant plus, il faut admettre, derrière lui, une prédisposition générale ou locale, ou une maladie constitutionnelle.

✳ L'arthritis ou la dartre produisent le psoriasis bucco-lingual typique, celui dans lequel prédominent, pendant toute la durée du processus, la dermite scléreuse superficielle et l'hypergenèse épithéliale.

✳ Le psoriasis buccal arthritique et le psoriasis buccal dartreux constituent deux espèces si voisines qu'il est impossible de les distinguer s'il n'existe sur d'autres points du corps des lésions propres, soit à l'arthritis, soit à la dartre.

✳ Dans le psoriasis syphilitique, l'élément spécifique (plaques muqueuses, tubercules, gommes, ulcères profonds, etc.) prédomine, et la gorge est habituellement envahie, ce qui n'a pas lieu dans le groupe dartro-arthritique ; mais tous les psoriasis qui surviennent dans le cours de la syphilis ne sont pas syphilitiques. La syphilis peut se réduire au rôle de cause excitante et provoquer la formation d'un psoriasis dartro-arthritique ou épithéliomateux.

✳ Quand un psoriasis dure depuis très longtemps sans subir de modifications, qu'il reste confiné dans son élément anatomo-pathologique spécial, qu'il n'envahit pas la gorge et résiste au traitement spécifique de la vérole, il y a de grandes probabilités pour qu'il ne soit pas syphilitique, fût-il survenu chez un individu évidemment syphilitique.

✳ Il y a des psoriasis bucco-linguaux qui se transforment en épithélioma et constituent une espèce distincte depuis leur début jusqu'à leur terminaison, c'est-à-dire une espèce dans laquelle on ne découvre aucune maladie constitutionnelle. Mais il y a aussi des psoriasis dartro-arthritiques ou même provoqués qui aboutissent à la transformation épithéliomateuse.

✳ Les troubles fonctionnels sont beaucoup plus graves dans cette espèce que dans les autres, du moins à une période avancée du processus. Parmi ces troubles, il faut noter la salivation, les douleurs lancinantes qui irradient dans les oreilles, la gêne de la parole et de la mastication. Les adénopathies consécutives ont une haute valeur diagnostique et pronostique.

✳ La transformation des psoriasis bucco-linguaux en maladie maligne de la langue, en épithélioma, qui est à peu près le seul cancer de l'organe, est un des points les plus importants de leur histoire.

IV. Il existe des médications internes spécifiques pour trois espèces de psoriasis : l'arthritique, le dartreux et le syphilitique. Les alcalins et, en particulier, le bicarbonate de soude, se donnent dans le psoriasis arthritique ; l'arsenic dans le psoriasis dartreux ; le mercure et l'iodure de potassium dans le psoriasis syphilitique.

✶ Le mercure et l'iodure de potassium, qu'on administre comme pierre de touche dans les psoriasis de nature douteuse, sont très dangereux quand il n'existe aucun élément syphilitique. Ils hâtent la transformation épithéliomateuse de certains psoriasis et en aggravent la malignité.

✶ La spécificité n'existe pas pour les agents locaux ou substitutifs qu'on emploie dans le traitement des diverses espèces de psoriasis bucco-linguaux. La prudence et la modération sont nécessaires dans le maniement de ces agents substitutifs.

4. *Étude clinique sur l'influence curative de l'érysipèle dans la syphilis.*

(*Gazette des Hôpitaux*, 1873. In-8° de 50 p., Adrien Delahaye, éditeur).

C'est un essai de pathologie générale que j'ai tenté dans ce travail. J'aurais pu l'intituler : *Effets du conflit entre une maladie constitutionnelle en activité et une maladie aiguë accidentelle.* J'ai donné plusieurs exemples de ce conflit entre la syphilis et l'érysipèle, conflit qui se termine toujours, quand l'érysipèle n'est pas mortel, par une guérison extrêmement rapide des accidents même les plus invétérés de la maladie constitutionnelle. — J'ai étudié aussi le conflit entre la syphilis et les angines aiguës sérieuses qui mettent en jeu les forces réactives de l'organisme. Il était naturel, après l'analyse clinique de faits aussi concluants, d'élargir le cadre de cette étude et d'embrasser la question dans son ensemble. C'est ce que j'ai tenté en montrant que dans les autres maladies constitutionnelles en puissance, les maladies aiguës ou impersonnelles qui exigent une grande énergie réactionnelle de toutes les forces vives et saines de l'organisme, mettent momentanément en déroute les déterminations diathésiques. Mais ce triomphe n'est pas de longue durée, car la maladie chronique un instant subjuguée reprend plus ou moins vite possession de l'économie dont semblait l'avoir chassée pour toujours la maladie aiguë accidentelle. En terminant, j'ai étudié les effets curatifs de l'érysipèle sur le phagédénisme. Quoique ces considérations de pathologie générale soient difficiles à résumer, on en trouvera la substance, du moins en partie, dans les propositions suivantes.

1. Dans les cas de syphilis où les accidents consécutifs cutanés et mu-

queux ne sont pas compliqués de malignité et de cachexie, un érysipèle avec réaction fébrile doit être considéré comme un événement favorable.

✳ Sous la double influence de la réaction générale fébrile et de la phlogose locale qui caractérisent cette maladie aiguë, les accidents syphilitiques cutanés et muqueux s'améliorent, se résolvent et se réparent avec une grande rapidité.

✳ Les médications spécifiques générales et les traitements locaux, isolés ou combinés, administrés et appliqués avec le plus d'opportunité suivant les méthodes les plus rationnelles et les mieux appropriées à toutes les circonstances, seraient incapables de produire, en aussi peu de temps, des effets curatifs aussi remarquables que l'érysipèle.

✳ C'est qu'une inflammation artificielle, en effet, si habilement calculée qu'on la suppose, ne pourra jamais avoir la même portée curative, la même intelligence élective des éléments à modifier, éliminer, créer, etc., que l'inflammation spontanément conçue par l'organisme. Il y a certainement dans l'ensemble de l'économie et dans chacune de ses parties comme une conscience de ce qu'il faut faire pour remédier à un mal. On doit ajouter que la nature possède d'incomparables moyens d'exécution, admirablement concertés pour une fin précise qu'elle atteint mieux que tous nos procédés thérapeutiques les plus ingénieux, pourvu que les conditions nouvelles ne paralysent pas sa force et ne l'empêchent pas de la mettre en jeu selon ses lois.

✳ L'érysipèle en moins d'une semaine peut dissiper les œdèmes durs syphilitiques résultant d'une infiltration plastique diffuse du tissu cellulaire sous-tégumentaire, faire fondre des plaques syphilitiques confluentes et végétantes, cutanées ou muqueuses, et cicatriser les ulcères de même nature, impétigo, ecthyma, etc., etc.

L'hyperhémie érysipélateuse a en effet pour résultat immédiat de produire dans les parties superficielles et surtout profondes de la peau et jusque dans le tissu sous-dermique, une infiltration excessivement abondante, diffuse de leucocytes lesquels se transforment en granulations très fines avec une extrême rapidité. Le processus est si vif qu'en quelques heures l'infiltration leucocytique subit la métamorphose régressive. Le détritus granuleux qui en provient est vite repris par les vaisseaux veineux et lymphatiques, et la même rapidité qui a caractérisé l'infiltration et la régression des leucocytes, caractérise aussi leur résorption. Il en résulte que les produits morbides de l'hyperplasie syphilitique englobés dans la sphère d'action de l'érysipèle, se trouvent tout à coup noyés au milieu de l'inondation leucocytique, qu'ils perdent toute individualité, toute force de résistance et s'absorbent dans la vie plus intense, mais aussi plus éphémère des nouveaux éléments.

II. Cette influence curative de l'érysipèle s'exerce simultanément sur toutes les lésions syphilitiques, quelle que soit leur distance du foyer où s'accomplit le processus local de la maladie fébrile.

✳ Bien que le résultat soit le même en apparence au bout d'un certain temps, il est permis de croire que, si on pouvait suivre jour par jour la régression des accidents morbides, on verrait disparaître d'abord ceux qui se trouvent au milieu du foyer érysipélateux, puis ceux qui, placés à une petite distance, peuvent encore ressentir l'action du processus local, et enfin ceux qui, étant fort éloignés, ne sont soumis qu'à l'influence du processus général, c'est-à-dire de la réaction fébrile. Il faut donc distinguer dans la vertu curative de l'érysipèle deux modes d'actions qui correspondent aux deux processus dont l'association constitue l'érysipèle fébrile vrai : un mode d'action local substitutif et un mode d'action général qui rétablit dans les conditions d'un fonctionnement régulier la plasticité organique viciée par la maladie constitutionnelle.

✳ Les deux processus de l'érysipèle fébrile vrai, conçus spontanément par l'organisme, ne peuvent être qu'imparfaitement imités par l'expérimentation. Il en est de même des deux modes d'action curative spontanés qui en découlent.

✳ L'influence curative de l'érysipèle ne se produit pas seulement sur les accidents syphilitiques locaux ; l'état général, plus ou moins compromis par les atteintes de la maladie constitutionnelle, s'améliore aussi avec une rapidité remarquable.

III. Malheureusement, l'influence préventive de l'érysipèle sur les poussées ultérieures de la syphilis, n'est pas comparable à son action curative sur les accidents existants au moment de son invasion. — Quelques jours après la guérison, de nouvelles manifestations syphilitiques peuvent se reproduire, peut-être toutefois avec moins d'intensité qu'auparavant.

✳ D'autres maladies aiguës, inflammatoires ou pyrétiques sont susceptibles d'avoir sur les accidents syphilitiques une action curative analogue à celle de l'érysipèle, mais sans doute pas au même degré.

✳ Le danger d'une terminaison funeste, indépendamment de la nature spéciale de chaque érysipèle, provient de la malignité des accidents syphilitiques ou de l'état de collapsus cachectique dans lequel une syphilis grave a jeté l'organisme. Ces conditions paralysent l'action curative de l'érysipèle, qui doit être alors considéré comme une complication des plus fâcheuses.

✳ L'action curative de l'érysipèle signalée depuis longtemps dans le phagédénisme, provient principalement des modifications locales que la phlogose fait subir au travail ulcératif et à la nutrition des parties qui en sont atteintes. C'est surtout un phénomène de substitution.

✳ L'action curative de l'érysipèle dans les manifestations graves de la scrofule, telles que le lupus ou autres affections cutanées constitutionnelles et chroniques dérive également du processus local et du processus général de la maladie aiguë, et se produit suivant le même mode que dans la syphilis.

5. *Esquisse historique et caractères généraux des diverses espèces de maladies vénériennes.*

(*Mouvement médical*, 1879. Br. in-8° de 24 p.).

6. *Etude sur les névralgies réflexes symptomatiques de l'orchi-épididymite blennorrhagique.*

(*Gazette médicale de Paris*, 1869 et 1870. Gr. in-8° de 116 p., F. Savy, éditeur. Ouvrage couronné par l'Institut).

Cette étude se compose de deux parties, l'une clinique et l'autre théorique. La première comprend dix-sept observations précises et complètes qui offrent toutes les variétés symptomatiques de l'orchi-épididymite névralgique. — Mais il ne suffit pas d'observer les faits ; il faut aussi les analyser dans toutes leurs circonstances avec la plus rigoureuse exactitude, puis en donner l'interprétation physio-pathologique.

C'est ce que j'ai tenté de faire dans la seconde partie. Après avoir décrit les névralgies réflexes symptomatiques de l'orchi-épididymite, étudié leur point de départ dans les diverses parties constituantes de l'appareil testiculaire, analysé et comparé les processus anatomo-pathologiques des diverses espèces d'inflammations testiculaires, apprécié les conditions pathologiques générales qui favorisent la mise en jeu des réflexes sensitifs, comparé ces réflexes chez l'homme et chez la femme, défini le *testicule irritable*, etc., j'ai consacré une grande partie de mon travail, à la physiologie pathologique. Cette partie comprend des considérations générales sur l'irradiation sensitive réflexe ; sur le rôle des anastomoses nerveuses, des cellules grises périphériques, et sur la transformation des influx nerveux, dans la production des douleurs réflexes ; sur les lois de la réflexion sensitive, la comparaison entre les lois de la réflexion motrice et celles de la réflexion sensitive ; sur les phénomènes de la réflexion sensitive comparés aux phénomènes de la réflexion motrice ; sur les caractères de l'impression incidente, sur la loi d'excentricité des phénomènes sensitifs ou du périphérisme des sensations, etc., etc.

CONCLUSIONS :

I. Il existe dans l'orchi-épididymite blennorrhagique deux espèces de douleurs : A. les douleurs locales et directes, se rattachant au processus inflammatoire de l'épididyme et du testicule ; B. les douleurs réfléchies, sympathiques ou éloignées, constituant des névralgies réflexes.

✳ Les douleurs névralgiques réflexes sont sourdes et lancinantes, continues et paroxystiques, elles se manifestent sous forme d'attaques irrégulières dans leur retour.

✳ Loin d'être excitées et exaspérées par le toucher, comme les douleurs inflammatoires, elles sont au contraire la plupart du temps calmées par la pression et se produisent spontanément. Elles changent de place, et dans leur mobilité occupent successivement ou simultanément non seulement diverses portions du même nerf, mais encore une ou plusieurs branches nerveuses appartenant au même plexus ou à des plexus différents.

✳ Elles ne présentent pas dans leur marche la régularité du processus organique qui leur a donné naissance ; il semble qu'elles doivent à une sorte d'autonomie qu'elles acquièrent, malgré leur subordination primitive à une lésion fixe, le privilège de se manifester d'après le mode qui leur est propre, c'est-à-dire avec une irrégularité d'allure qui déjoue toutes les prévisions.

II. L'impression morbide, qui donne lieu à ces névralgies réflexes part du testicule et aboutit à la moelle épinière.

✳ Cette impression incidente est perçue ou non perçue à son point de départ. Arrivée au centre nerveux, elle modifie pathologiquement la modalité fonctionnelle des cellules nerveuses. — Il en résulte, sur le trajet des nerfs sensitifs en communication avec ces cellules nerveuses, des sensations douloureuses qui se produisent en vertu de la loi d'excentricité des phénomènes sensitifs ou du périphérisme des sensations.

✳ Les lois de la réflexion motrice formulées par Pflüger ne s'appliquent pas rigoureusement à la réflexion sensitive. Ainsi, l'irradiation douloureuse réfléchie par les centres nerveux peut se produire au-dessous du point d'incidence de l'impression morbide initiale ; en général elle se montre diffuse, sans intermédiaire obligé et comme impatiente de toute règle. Ici, point de centre comme le bulbe pour les mouvements réflexes, vers lequel se propagent, de bas en haut et d'avant en arrière, les impressions centrales qui produisent les sensations réflexes. — La loi de généralisation des mouvements réflexes ne s'applique pas au pouvoir excito-sensitif. Ce pouvoir, répandu d'une manière diffuse dans toute la substance grise des centres nerveux, ne paraît pas se concentrer dans un point circonscrit.

✳ Dans les orchi-épididymites à névralgies réflexes, la réflexion peut se faire du côté des viscères par l'intermédiaire de la moelle ou des ganglions du grand sympathique.

✳ L'intensité de la douleur réfléchie n'est pas en rapport avec l'intensité de la douleur inflammatoire locale. Souvent cette dernière est insignifiante ou a disparu complètement, quand se manifestent, sur un point plus ou moins éloigné du foyer morbide, d'horribles névralgies réflexes.

✳ Les douleurs irradiantes diminuent d'intensité, si la réflexion s'effectue sur des nerfs dont l'origine est éloignée de celle des nerfs qui se rendent au testicule malade.

III. La contraction musculaire exaspère fréquemment les douleurs réflexes mais celles-ci, à leur tour, suscitent quelquefois dans les muscles, des mouvements morbides et involontaires. A ce conflit anormal entre les nerfs sensitifs virtuellement douloureux et les nerfs moteurs, se rattachent les secousses convulsives, les crampes, les contractures et les asthénies musculaires observées dans quelques cas d'orchi-épididymite remarquables par la violence des douleurs réflexes.

✳ Quand l'irradiation réflexe suscitée par une impression morbide partie du testicule s'effectue sur les plexus du grand sympathique, il peut se produire un ensemble de phénomènes beaucoup plus compliqués que la simple douleur, tels que mouvements péristaltiques et antipéristaltiques anormaux du tube digestif, hypercrinies gastro-hépatiques, plénitude ou resserrement de la circulation générale, et par conséquent modifications correspondantes de la caloricité etc., etc.

IV. Les névralgies réflexes symptomatiques de l'orchi-épididymite blennorrhagique sont habituellement unilatérales et situées du même côté que le testicule malade ; mais quelquefois elles sont bilatérales ou en ceinture, et constituées par une névralgie lombo-abdominale double.

✳ La rachialgie est la plus fréquente des irradiations réflexes de l'orchi-épididymite ; elle a deux foyers : un foyer supérieur ou rénal, un foyer inférieur ou sacro-sciatique.

✳ Vient ensuite la névralgie lombo-abdominale réflexe avec ses trois foyer, le lombaire inférieur, l'hypogastrique et l'inguinal.

✳ Les douleurs sympathiques qui se propagent dans le membre inférieur du côté malade se divisent en deux groupes, un groupe antérieur ou crural, un groupe postérieur ou sciatique.

✳ Dans quelques cas la douleur envahit les parois thoraciques, et se manifeste là, tantôt sous forme d'endolorissement vague, tantôt et plus fréquemment sous forme d'un point fixe et d'irradiations qui suivent le trajet des nerfs intercostaux.

✳ Les douleurs viscéralgiques réflexes symptomatiques de l'orchi-épididymite blennorrhagique présentent trois foyers : le foyer rachialgique supérieur ou rénal, le foyer hypogastrique profond et le foyer épigastrique.

✳ Dans la pathogénie des névralgies réflexes symptomatiques de l'orchi-épididymite, le premier rôle appartient à l'orchi-épididymite, le second à la vaginalite, et le troisième à l'inflammation du cordon.

✳ La névralgie du testicule, le *testicule irritable*, n'est, la plupart du temps, qu'une affection inflammatoire localisée dans l'appareil testiculaire, devenue chronique, et passée inaperçue, mais qui, à un moment donné, se complique de névralgies réflexes.

V. L'inflammation du testicule ou de ses annexes, possède à un degré remarquable a propriété de diminuer rapidement la quantité des globules rouges du sang. L'aptitude des malades à devenir anémiques sous l'influence de l'orchi-épididymite, varie selon l'âge : elle est d'autant plus grande que les sujets sont moins âgés.

7. *Leçons sur l'Herpès névralgique des organes génitaux.*

(*Gazette des Hôpitaux*, 1876. In-8° de 112 p., Adrien Delahaye, éditeur, 1877).

J'ai eu pour but dans ce travail d'étudier le côté de l'herpès génital qui se rapporte à sa pathogénie névropathique ou du moins à sa solidarité avec certains troubles très variés et fort curieux de la sensibilité. C'était un sujet neuf et non encore traité, car tous les auteurs avaient passé sous silence ou énuméré d'une façon sèche et incomplète les phénomènes douloureux qui précèdent, accompagnent ou suivent l'éruption herpétique des organes génitaux. Il y a dans l'herpès génital douloureux et dans tous ceux de même espèce un problème de physiologie pathologique du plus haut intérêt. J'ai tâché de le résoudre en prenant pour base la clinique analytique poursuivie jusque dans les infiniment petites circonstances de la modalité symptomatique. Il faut, en médecine comme en physiologie, pousser le déterminisme phénoménal aussi loin que possible. Les déterminations physico-chimiques, les déterminations histologiques, les déterminations cliniques, expérimentales et hygiéniques, tels sont les trois grands modes d'investigation avec lesquels on fondera la science biologique. La médecine, qui n'est qu'une de ses branches, doit employer les mêmes méthodes. Notre principal instrument d'étude, à nous cliniciens, c'est le *déterminisme* des phénomènes pathologiques.

La première leçon est consacrée à l'exposition de cinq faits qui sont de nature, par la richesse et la variété de leurs symptômes, à donner une idée complète de l'herpès névralgique.

Dans la deuxième, les questions de pathologie générale et de physiologie pathologique qui se rattachent à l'histoire de tous les herpès spontanés, constitutionnels ou traumatiques, sont posées, analysées et discutées, sinon résolues, au moyen des données que fournissent la clinique et la physiologie. En voici le résumé :

I. L'affection vésiculeuse désignée sous le nom d'herpès, qu'elle se développe sur la peau ou sur les muqueuses, qu'elle occupe la tête, le tronc ou les membres, qu'elle soit spontanée ou traumatique, primitive ou secondaire, reconnaît pour cause immédiate et organique un processus irritatif des nerfs, des ganglions ou des centres nerveux.

✳ Parmi les herpès qui se développent sur les organes génitaux, il y en a dans lesquels la douleur joue le rôle principal. — La douleur et les autres troubles névropathiques qui s'associent à elle précèdent habituellement l'éruption herpétique pendant vingt-quatre ou trente-six heures, sans qu'il soit possible de découvrir aucune lésion sur les points de la muqueuse et de la peau, qui vont devenir le siège de l'éruption. — Habituellement l'éruption vésiculeuse sert de crise aux phénomènes névropathiques ; mais d'autres fois ils persistent ou reviennent et survivent même dans quelques cas à l'herpès. — L'éruption herpétique est donc un phénomène secondaire. Ce sont les nerfs qui sont primitivement malades comme dans le zona.

II. L'analogie entre l'appareil névropathique de l'herpès génital et celui de l'herpès zoster est si frappante, qu'il faut conclure à l'analogie de lésion dans les deux cas. Il est donc extrêmement probable que l'herpès névralgique des organes génitaux se rattache à un processus hyperhémique qui envahit une étendue plus ou moins considérable du plexus sacré. — Ce processus hyperhémique plus superficiel, moins fixe, plus disséminé que le processus irritatif et cellulaire propre aux zonas spontanés, secondaires ou traumatiques, attaque plutôt les filets sensitifs que les nerfs trophiques, et se concentre plus particulièrement sur ceux qui appartiennent au nerf honteux interne. — Le plexus sacré peut être envahi simultanément à droite et à gauche, mais, d'ordinaire, les phénomènes névropathiques et l'éruption sont plus prononcés d'un côté que de l'autre, comme dans l'herpès zoster, quoique l'unilatéralité n'y soit jamais aussi constante.

✳ On ne peut faire que des conjectures sur le siège précis du processus hyperhémique dans les branches du plexus sacré. Peut-être se détermine-t-il quelquefois sur la queue de cheval ou l'extrémité inférieure de la moelle épinière. Toujours est-il qu'il affecte d'une manière spéciale les branches nerveuses qui se distribuent au pénis, aux bourses et au périnée ; et comme en même temps les phénomènes névropathiques se produisent sur d'autres branches, il est à croire que la lésion remonte assez haut, au moins jusqu'à quelques-uns des gros troncs qui constituent le corps du plexus sacré.

III. L'irritation hyperhémique du plexus sacré ou de ses branches doit dépendre d'un état général, d'une disposition constitutionnelle de l'organisme, sur la nature de laquelle il est difficile de se prononcer. La maladie constitutionnelle qui me paraît réunir en sa faveur la plus grande somme de probabilités, est l'arthritisme. Il doit être placé au-dessus de la dartre dans l'échelle des conditions étiologiques générales de l'herpès.

✳ C'est l'existence d'une cause constitutionnelle qui explique les attaques successives ou les récidives fréquentes de l'herpès génital. — Il est l'expression momentanée et plus ou moins répétée de la diathèse arthritique et dartreuse, ou même d'une disposition accidentelle catarrho-rhumatique qui se détermine sous forme hyperhémique sur les plexus sacrés, sur leurs branches terminales ou même sur l'extrémité inférieure de la moelle épinière.

✳ Toutes les circonstances étiologiques locales, auxquelles on a l'habitude de rattacher l'herpès, sont incapables de le produire à elles seules et directement. Il n'est pas le résultat immédiat d'une irritation locale. La cause accessoire n'agit qu'en suscitant la prédisposition générale et en dirigeant son action sur la muqueuse glando-préputiale. Cette action elle-même n'a de prise sur les tissus que par l'intermédiaire d'un processus hyperhémique ou cellulaire, qui siège dans le névrilème des nerfs et modifie la modalité fonctionnelle des fibres sensitives et des cellules ou des fibres trophiques.

IV. La névropathie de l'herpès n'est point le résultat d'une action réflexe, car la plupart du temps les phénomènes nerveux qui se manifestent dans la fesse, dans la cuisse et dans la jambe, des deux côtés ou d'un seul, sont antérieurs à la douleur localisée sur la plaque herpétique et existent alors même qu'aucune sensation anormale ne fait prévoir l'endroit où se fera l'éruption vésiculeuse. Dans les cas compliqués, lorsque les sensations douloureuses s'entassent les unes sur les autres, se combinent, se croisent, se ripostent, s'enchevêtrent au milieu d'éruptions vésiculeuses successives et subintrantes, il doit se produire des phénomènes douloureux réflexes ; mais l'action réflexe n'a qu'un rôle secondaire, et tout ou presque tout émane directement d'une irritation du plexus sacré ou de ses branches collatérales et terminales.

✳ Les herpès dits *réflexes* ne peuvent pas se produire parce que les phénomènes douloureux vraiment réfléchis ne sont qu'une *image* et point une *réalité*. Ils procèdent d'une impression sur les centres nerveux, laquelle impression est projetée virtuellement, sous une grande variété de formes, le long des différentes branches nerveuses qui émanent du point d'incidence de l'impression centripète et les laisse toujours intactes dans leur structure. Rien ne m'a démontré jusqu'ici que les cellules ou les filets trophiques fussent troublés, même virtuellement, dans leurs fonctions, sous l'influence de l'acte réflexe purement impressif. — Des herpès peuvent se développer à distance, sans être réflexes, du moins dans le sens où l'on prend généralement ce mot. — Ils résultent alors d'une lésion matérielle qui s'est propagée, dans sa marche ascendante, le long de certains rameaux nerveux communiquant avec le foyer du mal, jusqu'à d'autres branches ou rameaux qui proviennent de la même source, mais se distribuent dans d'autres organes.

V. Dans le groupe névropathique propre à l'herpès névralgique il faut distinguer : 1° les douleurs ; 2° les troubles de la sensibilité ; 3° les troubles de la motilité ; 4° les troubles des sécrétions.

✳ *Douleurs.* — Elles sont irradiantes, paroxystiques et par conséquent névralgiques ou du moins névralgiformes. On peut distinguer celles qui sont irrégulièrement dispersées et celles qui se produisent suivant des courants fixes, le long des principales branches nerveuses. Les premières, que j'appelle douleurs en zigzags ou fulgurantes, peuvent se promener sur tous les points des membres inférieurs, mais on les observe principalement dans la sphère des organes génitaux, sur le périnée, le scrotum, le pénis et dans les régions adjacentes. Quant aux douleurs irradiantes proprement dites, et à direction plus ou moins fixe, elles affectent, le long des nerfs des extrémités inférieures, surtout le long du sciatique et de ses branches, la forme de courants douloureux ascendants ou descendants. Ces deux variétés de phénomènes douloureux peuvent coexister ou se manifester successivement, suivant des combinaisons variées qui n'obéissent à aucune règle fixe.

✳ *Troubles de la sensibilité cutanée et muqueuse.* — Sensation plus ou moins pénible d'un courant d'air trop chaud ou trop froid, alternativement ou simultanément, chez le même individu, sur divers points de la peau des fesses, des bourses ou des membres inférieurs. Elle se promène d'un endroit à un autre. Sensation d'écorchure, comme si la peau avait été martelée et excoriée par des percussions ou des frottements réitérés. Sensation de tiraillement, de reptation, de formication, d'arrachement des poils, etc. — Toutes ces sensations anormales aboutissent d'abord à l'hyperesthésie.

✳ *L'hyperesthésie* est mise en jeu par le contact des objets et par leur température; sur les points où elle existe, se produisent souvent des picotements ou des douleurs en zigzags. — Les douleurs et l'hyperesthésie, quand elles occupent la muqueuse uréthrale, sont exaspérées par le passage de l'urine. L'hyperesthésie peut occuper toute l'étendue du canal, envahir même le col de la vessie, la muqueuse anale, et provoquer là des épreintes, des envies fréquentes d'uriner, qui en imposeraient, si l'on n'y prenait garde, pour une cystite du col ou pour une prostatite.

✳ A l'hyperesthésie succèdent habituellement l'*anesthésie*, l'*analgésie* et la *thermo-anesthésie*. Leur degré plus ou moins prononcé produit des effets variables suivant les régions où elles se manifestent. En général elles ne sont pas graves et elles finissent par se dissiper. Mais, parmi les troubles de la sensibilité cutanée, ce sont elles qui persistent le plus longtemps. Elles ne sont pas incompatibles avec des douleurs lancinantes spontanées.

✳ *Troubles de la motilité.* — Ils se bornent à une sensation vague de courbature musculaire, dans la fesse, dans la cuisse de l'un ou de l'autre côté, ou même des deux. Quelquefois il existe comme un spasme des sphincters de l'anus et surtout de la vessie. Ce spasme paraît résulter de l'hyperesthésie des muqueuses qui les recouvre et rentrer par conséquent dans la classe des phénomènes réflexes. — Il en est ainsi d'un spasme encore plus fréquent et même habituel qui s'empare des petits muscles affectés aux follicules pileux (chair de poule).

✳ Je crois avoir constaté, une fois qu'il se produisait dans les plis ischiofessier et périnéo-crural, une *sécrétion de sueur visqueuse* qui semblait coller l'un à l'autre les points de la peau juxtaposés. — Quand la muqueuse uréthrale est le siège d'une vive hyperesthésie, on voit survenir quelquefois un écoulement muqueux, limpide, transparent, visqueux, qui résulte d'une hyperhémie réflexe des cryptes mucipares, des glandules de l'urèthre, ou même des glandes de Méry et de la glande prostate. Ce catarrhe nerveux est subordonné dans son processus à la continuité ou à l'intermittence des douleurs, et il ne dure généralement jamais plus que l'herpès.

8. *Phlegmons et abcès uréthro-périnéaux symptomatiques de la blennorrhagie.*

(Gazette des Hôpitaux , 1880).

J'ai commencé par établir que tous les abcès périnéaux, quel que soit leur point de départ sur le canal, présentent la même pathogénie et passent par les différentes phases suivantes : 1° inflammation catarrhale ou purulente pouvant se propager du canal à toutes les glandes ou glandules, depuis les plus simples jusqu'aux glandes conglomérées de Méry et jusqu'à la prostate ; 2° compression et oblitération du canal, distension de la glande par les produits sécrétés et propagation de l'inflammation à son stroma ; 3° extension du processus en dehors du stroma et phlegmon péri-glandulaire, tantôt se dirigeant en dehors et finissant par constituer un abcès qui s'ouvre à l'extérieur, tantôt se faisant jour dans l'urèthre, soit par simple distension du canal excréteur, soit par ulcération de ce conduit et de la paroi uréthrale correspondante ; tantôt s'ouvrant tout à la fois sur la peau et dans le canal pour constituer une fistule uréthro-cutanée avec poche purulente entre les deux orifices, etc. — Ensuite j'ai décrit spécialement l'inflammation des glandes de Méry ou Coopérite : son mode pathogénique, ses formes, ses degrés, au nombre de trois ; ses modalités symptomatiques, ses divers processus ; les caractères qui la distinguent des inflammations et abcès de la région périnéale, de toute provenance, et, en particulier, des abcès prostotapérinéaux dont j'ai donné la description sommaire, etc. — Terminaison, durée, traitement.

9. *Cas rares de tumeurs uréthrales blennorrhagiques.*

(Mémoire lu à la Société de médecine de Paris en juillet 1881. *Union médicale*).

I. L'appareil glandulaire qui comprend les glandes de Méry ou de Cooper et leurs glandules accessoires s'enflamme quelquefois dans le cours de la blennorrhagie. — Le processus à marche rapide aboutit presque toujours à la suppuration et à la formation d'abcès. — Quand les glandes de Méry sont seules atteintes, ce qui a lieu le plus ordinairement, l'affection se termine à peu près constamment par un abcès périnéal. — Lorsque le processus se confine dans les glandules accessoires, la tumeur siège au-dessous de la courbure de l'urèthre, au sommet de la région scrotale entre les deux testicules. — Ici encore la suppuration est la règle ; mais l'engorgement glandulaire peut cependant suivre une autre marche et entrer en résolution.

II. Dans sa forme chronique, il constitue une grosse tumeur dure, ovoïde, bosselée, non fluctuante, qui occupe toute la partie moyenne de la région scrotale, au milieu de laquelle elle reste libre, et qui ne contracte que des adhérences fortuites avec les testicules et leurs épididymes. Sa durée peut être très longue. — Dans sa forme subaiguë, après une invasion brusque et un accroissement rapide, les phénomènes inflammatoires tombent tout à coup et la résolution complète s'effectue en quelques jours.

III. Une intervention active n'est pas nécessaire dans ces deux dernières formes ; une médication antiphlogistique modérée suffit, et favorise la guérison qui pourrait avoir lieu spontanément. Dans les formes phlegmoneuses, au contraire, il faut ouvrir la tumeur de très bonne heure, même avant de sentir la fluctuation. — Quelles que soient leurs formes et leurs tendances, ces tumeurs uréthro-scrotales, bien que procédant directement du canal, évoluent en dehors de lui et ne lui causent aucun dommage. Je ne les ai pas vues s'ouvrir dans son intérieur quand elles étaient purulentes, ni se terminer par des fistules urinaires.

10. *Mémoire sur le paraphimosis.*

(*Union médicale*, 3e série, 1872. Gr. in-8° de 68 p., Adrien Delahaye, éditeur).

Mon but a été d'étudier, dans ce travail, quelques points de l'histoire du paraphimosis qui ne me paraissaient pas avoir reçu dans les traités de chirurgie ni même dans les ouvrages spéciaux sur les maladies vénériennes, les développements qu'exige leur importance. Après avoir envisagé sous tous leurs aspects, les variétés, les degrés, les formes et les complications vénériennes ou non vénériennes du paraphimosis, à ses différentes périodes, j'ai cherché à me rendre compte du procédé opératoire qu'il convenait d'employer dans chaque cas, à tel ou tel moment de l'évolution des phénomènes.

PREMIÈRE PARTIE. — *Pathogénie, anatomie pathologique, marche, variétés, complications du paraphimosis.*

DEUXIÈME PARTIE. — *Traitement du paraphimosis.*

TROISIÈME PARTIE. — *Observations de paraphimosis irréductibles.*

CONCLUSIONS :

I. Dans les cas de paraphimosis non compliqués de chancres simples, il faut toujours tenter la réduction, quels que soient le degré et la période de l'accident.

✱ Le débridement au moyen d'une longue incision médiane et supérieure n'est indiqué que dans les cas de paraphimosis où l'étroitesse du limbe coïncide avec la brièveté du prépuce.

✱ Quand le paraphimosis est compliqué de chancres auto-inoculables, il faut s'abstenir rigoureusement de toute opération avec l'instrument tranchant.

✳ Si la réduction est possible, on ne la pratiquera qu'après avoir détruit la virulence des ulcérations avec des caustiques énergiques, tel que le chlorure de zinc.

II. La blennorrhagie, les ulcérations syphilitiques primitives, les balano-posthites simples, les plaques muqueuses ne contre-indiquent ni la réduction, ni les opérations avec l'instrument tranchant.

✳ Si les adhérences, la gangrène, l'inflammation phlegmoneuse du prépuce et du fourreau, la phlébite, les abcès, etc., rendent la réduction impossible, il faut abandonner le paraphimosis à sa marche naturelle, en ayant soin toutefois, à l'aide de moyens appropriés, de combattre les complications, de hâter la résolution du gonflement préputial, et la cicatrisation de la solution de continuité produite par l'étranglement.

✳ L'expectation est formellement indiquée dans les paraphimosis irréductibles, compliqués de chancres simples, jusqu'après la guérison de ces derniers.

✳ Le paraphimosis non réduit, laisse presque toujours après lui une tumeur sous-préputiale constituée par l'hypertrophie et l'œdème chronique de la moitié inférieure du prépuce.

✳ Il faut enlever cette tumeur à l'aide d'une demi-circoncision inférieure, pour compléter la demi-circoncision supérieure, produite par l'ulcération de l'étranglement.

✳ La circoncision complète, pratiquée derrière le gland, dans les paraphimosis irréductibles, ne s'applique qu'aux cas où le prépuce est très long. Elle ne doit être faite que dans la phase de résolution, et si l'ulcération de l'étranglement n'a produit qu'une demi-circoncision supérieure insuffisante.

11. *Formes cliniques, pathogénie et traitement de la rétention d'urine dans le cours de la blennorrhagie.*

(*Progrès médical*, 1880).

La *dysurie* peut s'observer dans les premiers jours de la blennorrhagie lorsque l'inflammation de la portion spongieuse est portée à un haut degré ; mais la véritable *rétention d'urine*, avec ou sans regorgement, ne se produit qu'à une époque plus avancée, alors que le processus blennorrhagique a franchi le collet du bulbe et envahi la portion membraneuse, la portion prostatique ou le col de la vessie.

Ses formes. — Rétention d'urine instantanée et complète. — Rétention d'urine progressive et incomplète. — Leurs symptômes, etc.

Pathogénie. — Le gonflement inflammatoire de la muqueuse ne joue qu'un rôle accessoire. C'est l'élément nerveux qui excite et met en jeu la *contraction* spasmodique réflexe des éléments musculaires de la portion profonde du canal. — *Tétanie uréthrale.* Absence ou caractère fugace des sensations qui servent d'*aura* à la tétanie uréthrale. Les rétentions d'urine réflexes s'observent fréquemment dans les uréthrorrhées catarrhales profondes et légères qui semblent attaquer l'élément nerveux, l'appareil papillaire, plus encore que l'élément glandulaire. Ce sont des *blennorrhagies spasmodiques* qui trouvent leurs analogues dans les laryngites striduleuses, certains catarrhes suffocants des bronches et les catarrhes du col névralgiformes et dysménorrhéiques. — Rétention d'urine produite par la prostatite.

Traitement. — Médication calmante et antiphlogistique. — Cathétérisme.

12. *Note sur quelques formes insolites de l'érythème cubébo-copahique.*

(*Annales de Dermatologie et de syphiligraphie*, 2ᵉ série, 1880).

J'ai fait voir, par un fait curieux, quelles proportions insolites et quelles formes étranges peuvent prendre parfois les éruptions balsamiques cubébo-copahiques : violent raptus éruptif aboutissant à un érythème scarlatiniforme, confluent, généralisé, d'un rouge vineux, ecchymotique, accompagné d'un œdème monstrueux de la face ; — sa transformation en rubéole sur les extrémités, — puis segmentation des plaques scarlatiniformes et leur métamorphose au bout de vingt-quatre heures en érythème annulaire multicolore, à tache centrale et à zone périphérique saillante et d'un rouge framboisé violacé ; — entre les plaques, teinte d'un rose clair, etc., etc. — Le bariolage circiné, sous ses formes les plus capricieuses et avec toutes ses variétés de teintes se produit quelquefois systématiquement dans certaines éruptions cubébo-copahiques. Ce fait bizarre tient à une lésion complexe de l'innervation et de la vascularisation dans de petits districts cutanés. — Rapidité du processus. — Intégrité presque complète des grandes fonctions. — Coup d'œil sur les différents toxiques de la peau. — De son empoisonnement par les moules comparé avec celui que produisent les balsamiques, etc., etc.

13. *Étude clinique et critique sur quelques ulcérations spécifiques de l'aine et en particulier sur le bubon d'emblée.*

(*Gazette des Hôpitaux*, 1879. In-8º de 43 p., Adrien Delahaye, 1880).

1. Il peut arriver que des syphilis latentes depuis l'accident primitif, et n'ayant jamais donné lieu à aucune manifestation, se déterminent tout à coup, et sans aucune cause appréciable, sur la région des aines. — Elles y font naître des syphilomes gommeux de la peau, du tissu cellulaire ou des ganglions, qui s'enflamment, se ramollissent et s'ouvrent avec la même rapidité que les adénites virulentes symptomatiques d'un chancre mou.

✦ L'ulcération qui en résulte devient en général phagédénique et présente absolument le même aspect et les mêmes caractères physiques que l'ulcération chancrelleuse consécutive au bubon virulent. L'absence de toute autre lésion ulcéreuse sur les organes génitaux ou dans la sphère des lymphatiques qui aboutissent aux ganglions inguinaux pourrait faire croire, au premier abord, à l'existence de ce qu'on appelle le *bubon d'emblée*, surtout si le malade s'était exposé récemment à contracter des chancres ou une autre maladie vénérienne.

II. Quand il n'existe, comme cela arrive quelquefois, aucune trace de manifestation syphilitique ancienne, ou qu'on ne découvre aucun accident de la maladie constitutionnelle contemporain de la lésion inguinale, l'inoculation peut seule donner les éléments d'un diagnostic positif. — Si elle ne pouvait pas être faite dans le temps et les conditions qu'elle exige pour être probante, le traitement spécifique fournirait un second criterium pour juger la nature de l'affection inguinale. — Les pseudo-bubons d'emblée d'origine syphilitique ne s'inoculent pas, et ils guérissent rapidement quand on fait prendre au malade du mercure et surtout de l'iodure de potassium à hautes doses.

✱ Le retour de la même affection dans l'aine, après la guérison d'une première attaque, a lieu quelquefois en vertu de certaines affinités topographiques de la syphilis qui circonscrivent exclusivement ses déterminations sur telles ou telles régions de l'organisme. Quand un fait pareil se produit dans la région inguinale, il doit faire soupçonner la nature diathésique de l'affection.

✱ Quelques adéno-syphiloses inguinales ont un processus très lent. Leur fonte amène la formation d'un bourbillon qui reste longtemps au fond de la plaie. Il n'est pas possible de les confondre avec les ulcérations inguinales procédant du virus chancrelleux.

III. Parmi les rares observations de *bubon d'emblée chancrelleux*, aucune n'est complète et inattaquable. Dans toutes il manque au moins l'une des conditions indispensables pour qu'on puisse admettre l'existence de cette espèce d'adénite virulente.

✱ Ces conditions étiologiques et pathologiques sont l'intégrité, dûment constatée, avant et après la contamination et jusqu'à l'apparition de l'adénite, des organes génitaux et de tout le territoire dont les vaisseaux lymphatiques se rendent aux ganglions inguinaux ; la brièveté de l'incubation ; la rapidité du processus ; et, enfin, comme criterium expérimental, l'inoculation.

✱ Aucune donnée physiologique, aucune disposition anatomique ne permettent de croire que les cellules du pus chancrelleux puissent pénétrer directement et sans effraction dans le réseau des lymphatiques. — Du moment que le pus pénètre par une solution de continuité dans les lymphatiques, il est impossible qu'il ne la convertisse pas en chancre. — Le bubon d'emblée chancrelleux et le bubon d'emblée syphilitique ne doivent pas être admis.

3

14. *Traitement de l'adénopathie virulente ou chancrelleuse au moment de son apparition.*

(*Journal de médecine et de chirurgie pratiques*, t. LI, 8e série, 1880).

✱ Dès l'apparition de la douleur et du gonflement dans un ganglion dont les lymphatiques partent du point où siège une chancrelle, il faut intervenir pour prévenir l'adénite et le bubon chancreux. Le bubon étant beaucoup plus fréquent que l'adénite simple, il est prudent d'agir comme si cette dernière n'existait pas. D'ailleurs le traitement abortif loin de l'aggraver l'abrège et prévient la formation possible d'un abcès inflammatoire considérable.

Ce traitement abortif consiste à plonger dans le ganglion, jusqu'à son centre, un bistouri à lame très étroite et à évacuer le pus déjà formé à l'aide de pressions énergiques et réitérées, puis à injecter dans la petite cavité centrale un liquide destiné à neutraliser le pus virulent.

✱ On commencera les injections neutralisantes, au bout de deux ou trois jours, dès que les lèvres de la plaie donneront quelques signes de chancrellisation, on se servira d'une solution de nitrate d'argent au dixième ou d'une solution de chlorure de zinc à saturation, dont on introduira quelques gouttes jusqu'au fond de la plaie avec une seringue en verre à canule très effilée ou une seringue de Pravaz à pointe émoussée. — L'injection sera faite une fois par jour avec le nitrate d'argent et tous les quatre ou cinq jours avec le chlorure de zinc. — On fera un pansement dans l'intervalle avec de la charpie imbibée d'une solution de chloral au cent cinquantième et on donnera tous les deux jours des bains prolongés.

✱ Dès qu'on verra que la chancrellisation ne gagne pas, que le ganglion cesse de grossir et que le processus ne s'étend pas au tissu cellulaire, on renoncera à l'emploi des liquides neutralisants et on se contentera de pansements simples.

✱ Il n'existe aucun traitement abortif complet, absolu de la chancrellisation ganglionnaire; jusqu'à présent on n'a pu que la restreindre, l'arrêter dans son développement par tous les moyens précédemment indiqués, qui y réussissent le mieux.

15. *Leçons sur le diagnostic, le pronostic et le traitement du chancre syphilitique.*

(*France médicale*, 1880-81. In-8° de 47 p., Delahaye et Lecrosnier, éditeurs).

Ce travail fait partie d'une série de leçons que j'ai faites à l'hôpital du Midi en 1879. En voici quelques autres sur le même sujet qui ont paru dans divers recueils scientifiques :

16. *Leçons sur les formes, l'histologie, les variétés du chancre syphilitique. — Description de ce chancre suivant son siège sur les différentes régions de l'organisme, etc.*

(Traduites et publiées en espagnol, *Revista de Medicina y cirurgia praticos*, Madrid, 1880).

17. *Leçon sur les coïncidences pathologiques du chancre infectant.*

(*Gazette des Hôpitaux*, 1880).

18. *Leçon sur les complications du chancre infectant.*

(*Union médicale*, 1880).

19. *Leçon sur les adénopathies syphilitiques primitives.*

(*Journal de médecine de Bordeaux*, 1880).

20. *Leçon sur les troubles constitutionnels qui se manifestent pendant la période prodromique de la syphilis.*

(*Lyon médical*, 1880).

CONCLUSIONS :

I. Contrairement à ce qu'ont avancé quelques auteurs, les troubles généraux ne se développent pas durant la période active du chancre infectant. Aussi n'en sont-ils point les symptômes directs. — L'accident primitif a d'ordinaire terminé son rôle et accompli son évolution quand apparaissent les troubles généraux ou constitutionnels. — Ces troubles sont les premiers effets de l'impression morbide que font naître dans l'organisme l'introduction et la multiplication du principe virulent. — Cette impression a pour siège électif les centres nerveux, les nerfs, et, plus rarement, le grand sympathique.

II. Le principe toxique agit sur le système nerveux, soit directement, soit indirectement. — On doit admettre qu'il suscite directement l'action morbide lorsqu'on ne peut constater aucun intermédiaire pathologique entre le chancre et les névropathies prodromiques. — Il la suscite indirectement lorsqu'un état chloro-anémique progressif se manifeste vers le milieu ou la fin du processus chancreux. — La plupart du temps, ces deux modes pathogéniques se combinent. Il en résulte que les troubles névropathiques sont généralement en raison directe de l'altération du sang.

III. Dans la dyscrasie que doit nécessairement produire l'intoxication syphilitique, la diminution des globules rouges, l'augmentation des globules blancs et de l'albumine, sont jusqu'à présent les seules altérations sanguines qui aient été constatées. Mais il est probable qu'il en existe d'autres, et, sur cet important sujet, de nouvelles recherches sont nécessaires.

✶ Le principe toxique dont nous ne connaissons que les effets doit attaquer l'organisme par plusieurs procédés pathogéniques qui nous échappent dans ce que leur mécanisme a de plus intime. — Le seul dont nous puissions nous rendre compte, c'est celui qui produit l'altération du sang. Et en effet, pendant la période chancreuse, il survient des lésions ganglionnaires qui, d'abord locales, se généralisent peu à peu et envahissent aussi les autres organes de l'hématopoïèse, tels que la rate, les amygdales, les follicules des muqueuses, le corps thyroïde, etc.

IV. Les symptômes constitutionnels, dans la période prodromique de la syphilis secondaire, sont :

a. La fièvre syphilitique avec toutes ses variétés de type, de durée, d'intensité.

b. Les algies, telles que céphalées nocturnes, névralgies diverses, douleurs musculaires rhumatoïdes, arthralgies, douleurs ostéocopes, pleurodynies ; sternalgies, lumbagos, etc., etc.

c. Les troubles encéphaliques.

d. Les troubles cardio-pulmonaires.

e. Les troubles nutritifs avec ou sans asthénie des fonctions du grand sympathique.

Ces symptômes sont beaucoup plus fréquents chez la femme que chez l'homme. Chez l'homme, la plupart du temps la syphilis produit ses premiers effets cutanés muqueux ou autres, sans troubler en rien les grandes fonctions et sans altérer la santé générale. Il en est de même chez quelques femmes privilégiées. De légères attaques de céphalée nocturne, de la courbature, des douleurs rhumatoïdes, des sueurs pendant la nuit, tels sont les prodromes les plus ordinaires des manifestations matérielles de la syphilis.

V. Les troubles constitutionnels cessent ordinairement à l'époque où les éruptions se montrent ; mais ils persistent quelquefois et s'accentuent pendant la période secondaire au point de constituer une sorte d'état cachectique qui n'est pas toujours en rapport avec la gravité des déterminations syphilitiques.

✶ Dans la plupart des cas, ils ne sont pas graves par eux-mêmes et ils guérissent spontanément ou à l'aide d'une médication spécifique et reconstituante. En outre, on ne peut pas juger exclusivement d'après eux ce que seront les manifestations ultérieures plus imprégnées de spécificité, car on voit parfois des syphilis faibles précédées de désordres généraux sérieux, tandis que des syphilis graves ou même malignes ne suscitent à leur début aucune perturbation plastique ou fonctionnelle.

21. *Mémoire sur l'excision du chancre syphilitique.*

(*Gazette des Hôpitaux*, 1881. In-8° de 16 p , G. Masson, éditeur).

Peut-on prévenir l'intoxication syphilitique, en détruisant l'accident primitif à une époque très rapprochée de son début ? Telle est la question que j'ai essayé de résoudre. Dans mes expériences j'ai toujours eu recours à l'excision. — Une première série d'excisions comprend six cas : l'insuccès de la méthode abortive y a été aussi complet que possible. L'opération avait été faite peut-être trop tard, lorsqu'il existait déjà l'adénopathie inguinale spécifique. — Insuccès également dans un cas où le chancre âgé de quatre jours était encore sans adénopathie de voisinage.

L'observation la plus importante de ce mémoire, c'est celle où je pus faire l'excision du chancre syphilitique *cinquante heures* après son début : il n'y avait pas trace d'adénopathie et l'accident primitif ne consistait qu'en une papule grosse comme la tête d'une épingle. Néanmoins, insuccès comme dans les cas précédents. — Considérations sur le processus de l'intoxication : la syphilis est-elle produite par un parasite ? En laissant de côté cette hypothèse probable, mais non encore prouvée, on peut dire qu'il y a intoxication dès le moment de la contamination ; mais l'empoisonnement de l'économie pendant l'incubation chancreuse est incomplet, insuffisant et l'accident primitif qu'il suscite lui est indispensable pour aller plus avant dans les voies de l'infection progressive et de la diathèse. Le chancre est tout à la fois *résultat* et *cause* de l'intoxication générale.

22. *Excision d'un chancre syphilitique à la quarante-huitième heure de sa durée.*

(*Annales de dermatologie et de syphiligraphie*, 2ᵉ série, t. II, 1881).

Dans ce fait que j'ai longuement décrit, l'excision que je pus faire par suite de circonstances très favorables et exceptionnelles, *quarante-huit heures* après l'apparition d'une petite papule insignifiante, n'empêcha ni les néoplasies primitives et locales, ni l'empoisonnement. — Il est vrai de dire que la syphilis consécutive s'est bornée jusqu'ici à des plaques muqueuses gutturales pendant les huit premiers mois de son existence. L'excision du chancre atténuerait-elle les effets de l'intoxication ? On pourrait le supposer d'après ce fait. Mais une syphilis ne peut pas se pronostiquer sûrement et à longue échéance d'après ses premières manifestations.

23. *Mémoire sur les ulcérations non virulentes des organes génitaux.*

(*Gazette des Hôpitaux*, 1877. In-8° de 102 p., Adrien Delahaye, éditeur.)

Dans ce travail j'ai soumis à une étude clinique approfondie les lésions ulcéreuses, érosives ou d'une autre nature, des organes sexuels, qui ne sont, ni le produit d'un virus, ni le résultat d'une contagion. Quoique cette classe d'affections soit incomparablement moins nombreuse que celle des affections vénériennes, elle mérite cependant d'être décrite, d'autant plus qu'il est fort difficile souvent d'arriver à un diagnostic précis et par conséquent d'instituer une thérapeutique rationnelle. C'était un sujet neuf et qui n'avait point été traité avant moi. Aussi lui ai-je donné des développements considérables. Toutes les nuances de symptômes et de processus, ainsi que les différences de nature, les modes pathogéniques et les questions du diagnostic, exigent une analyse très minutieuse et une grande abondance de détails précis. Il est difficile d'en faire un résumé succinct. Je me bornerai à dire que dans la première partie de ce travail j'ai décrit une affection que j'ai désignée sous le nom d'*affection furonculo-acnéiforme* du gland. Dans la seconde partie, j'en ai décrit une autre qui est relativement assez fréquente et que je désigne sous le nom d'*affection gangreneuse ou anthracoïde du gland*. La troisième partie est consacrée aux *abcès non virulents du pénis;* la quatrième à *diverses autres affections non virulentes des organes génitaux* et la cinquième à la *sclérose non syphilitique du gland*.

24. *De la balano-posthite gangreneuse symptomatique des chancres simples.*

(Progrès médical, 1874).

I. *Symptômes généraux* qui précèdent et accompagnent presque toujours l'invasion de la gangrène dans les balano-posthites. Fièvre vive, état saburrhal, prostration des forces et quelquefois phénomènes ataxo-adynamiques avec agitation nocturne et délire. Diaphorèse abondante. Cet appareil morbide, qui dure de six à huit jours, disparaît comme par enchantement dès que la gangrène a produit tout son effet local.

II. *Symptômes et processus de la balano-posthite gangreneuse.* — Phénomènes inflammatoires. Tension et gonflement des tissus, phlyctène, plaques noires, odeur gangreneuse, état ichoreux de la sécrétion balanopréputiale. Dans un assez grand nombre de cas, régularité du processus gangreneux au niveau de la couronne : il en résulte une véritable circoncision qui enlève toute la partie du prépuce située en avant et ne respecte qu'un pédicule sur la partie inférieure de la verge, au niveau du frein. — Cas graves dans lesquels la gangrène envahit le fourreau et le gland. — Cas plus graves encore dans lesquels les corps caverneux sont attaqués et détruits en totalité ou en partie. — A partir du moment où la gangrène s'est établie, les produits morbides qui sortent de la cavité glando-préputiale ne sont plus inoculables.

III. *Pathogénie des balano-posthites gangreneuses.* — Les causes vitales et organiques priment les causes mécaniques. Généralisation et acuité de l'inflammation glando-préputiale. — Multiplication des chancres. — Leurs complications. — Tuméfaction du gland et engorgement du prépuce. — Pression que ces deux organes exercent l'un sur l'autre; elle est à son maximum au niveau de la couronne. — Causes constitutionnelles : cachexie, glycosurie. — Toutes les diverses espèces de balano-posthites, simples, blennorrhagiques, syphilitiques, glycosuriques, peuvent se compliquer de gangrène. — Difficulté dans beaucoup de cas de diagnostiquer la cause première de l'affection.

IV. Complications des balano-posthites gangreneuses : hémorrhagies. Les abcès, les lymphites et les bubons chancrelleux ne se produisent plus à partir du moment où la gangrène a éteint instantanément le principe de la virulence.

25. *Traitement de la balano-posthite et du phimosis symptomatiques des chancres simples.*

(*Bulletin de thérapeutique*, août 1874. Br. in-8°, 16 p., Doin, éditeur.)

Envisagés au point de vue du traitement, le phimosis et la balano-posthite symptomatiques des chancres simples, peuvent se diviser en trois catégories qui correspondent à trois degrés de l'étendue et de la gravité des accidents.

1er DEGRÉ. *Phimosis avec chancres simples limités à l'orifice préputial et balano-posthite qui n'est que catarrhale ou légèrement inflammatoire.* — Cautériser les chancres avec une solution de chlorure de zinc à saturation; — injections détersives à grande eau, suivies, une ou deux fois par jour, d'une injection au nitrate d'argent dans la cavité glando-préputiale. Le titre de l'injection variera de un trentième à un centième suivant les cas. Lorsque les ulcérations virulentes sont réduites par ce traitement à l'état d'ulcération commune, et que rien n'indique qu'il s'en est formé plus haut, on peut pratiquer l'opération de la circoncision pour remédier à la persistance du phimosis fréquente en pareil cas. — Procédés opératoires. Précautions à prendre dans les circoncisions faites peu de temps après le début de l'affection.

2e DEGRÉ. *Phimosis et balano-posthite symptomatiques de chancres simples situés profondément dans la cavité glando-préputiale, sur la couronne ou dans le sillon.* — Le traitement est difficile, car une double alternative également fâcheuse se présente : traitement palliatif, toujours très long, attendu qu'on ne peut pas attaquer directement par des caustiques énergiques les chancres larvés ; traitement radical par la circoncision qui condamne fatalement la plaie de l'opération à devenir chancreuse. — Examen des cas dans lesquels l'une ou l'autre de ces deux méthodes doit être employée. — Il faut recourir à l'incision supérieure et médiane du prépuce dans toute sa longueur, lorsque les phénomènes inflammatoires et le gonflement des tissus sont excessifs et lorsque les chancres sont menacés d'une déviation phagédénique ou gangreneuse. — Précautions à prendre, lorsqu'on opère, pour empêcher l'inoculation de la plaie.

3° DEGRÉ. *Balano-posthite érysipélato-phlegmoneuse ou gangreneuse, symptomatique de chancres simples.* — Rapidité avec laquelle le processus inflammatoire aboutit, en pareil cas, au sphacèle. Le moyen le plus sûr de prévenir cette terminaison quand elle est imminente, ou d'en limiter l'étendue, c'est d'inciser le prépuce dans toute sa hauteur et son épaisseur depuis le limbe jusqu'à la rainure balano-préputiale. — Dans ces sortes de balano-posthites on court moins de risques que dans les autres degrés de voir les lèvres de la plaie s'inoculer, parce que le processus érysipélato-phlegmoneux et la gangrène, éteignent rapidement dans les chancrelles tout principe virulent et inoculable. Quand la gangrène a produit tout son effet et qu'on est arrivé trop tard pour la prévenir, il faut régulariser, s'il y a lieu, par des excisions, les désordres qu'elle a produits dans le prépuce. Pour procéder à cette opération il n'est pas nécessaire d'attendre que les lambeaux soient cicatrisés, puisque la gangrène a fait disparaître tout danger d'inoculation.

26. *Leçon sur la balano-posthite et le phimosis symptomatiques des chancres infectants.*

(*Gazette des Hôpitaux,* 1875. In-8° de 46 p., Adrien Delahaye, éditeur).

J'ai décrit toutes les variétés, tous les degrés, toutes les formes de cette affection dont on méconnaît trop souvent la nature virulente. Ce sont, dans la grande majorité des cas, les chancres syphilitiques balano-préputiaux qui produisent ces balano-posthites avec phimosis, généralement bénignes, que l'on prend pour des balano-posthites simples, etc., etc. Étude complète du diagnostic, souvent difficile, et des complications. Traitement.

27. *Des synovites tendineuses symptomatiques de la syphilis et de la blennorrhagie.*

(Note lue à la Société de médecine de Paris, février 1875. *Gazette des Hôpitaux,* même année. In-8° de 16 p., Adrien Delahaye, éditeur).

Après avoir rapporté deux de ces singulières déterminations de la syphilis et de la blennorrhagie, j'ai étudié le mode pathogénique, fort obscur de leurs causes constitutionnelles. Dans un de ces faits, l'affection synoviale, ainsi qu'une périostite scapulaire, ont été suscitées par un écoulement purulent de l'urèthre non virulent, survenu à la suite d'injections irritantes. — Envisagées dans ce qu'elles ont d'intrinsèque, ces deux espèces de synovites syphilitique et blennorrhagique ne présentent point de signes différentiels tranchés. — Les secondes sont moins fixes, plus résolutives, plus névralgiformes, plus rhumatismales que les premières. — Les synovites syphilitiques paraissent être plus communes chez la femme que chez l'homme ; les synovites blennorrhagiques sont extrêmement rares chez la femme et fréquentes chez l'homme.

28. *Du traitement de la syphilis par les fumigations mercurielles.*

(Rapport lu à la Société de médecine de Paris, en mai 1875. *Gazette des Hôpitaux,* même année. In-8° de 19 p., Adrien Delahaye, éditeur).

Ce mode de traitement, employé dès le seizième siècle, devint si dangereux entre les mains des empiriques, qu'on ne tarda pas à l'abandonner. Astruc qualifiait ces fumigations de *malignes.* — De notre temps, MM. Langton Paker, et, après lui, MM. Lee, Bumstead, H. Guéneau de Mussy, Horteloup, ont cherché à réhabiliter cette méthode en l'améliorant. — J'ai décrit les procédés qu'on emploie et discuté les résultats thérapeutiques qu'on peut attendre de cette médication. — Ses avantages et ses inconvénients. — Considérations sur le traitement de la syphilis, sur la question des récidives que chacun tâche de résoudre à l'avantage de sa méthode. — La pratique des frictions mercurielles, réhabilitée aussi de nos jours, est incontestablement plus efficace que celui des fumigations. — L'absorption du mercure par le poumon présente beaucoup plus de dangers que son absorption par la peau, par la muqueuse gastro-intestinale et par le tissu cellulaire : il concentre alors principalement son action sur les centres nerveux. — Cependant les fumigations ont perdu de leur danger et de leurs inconvénients depuis qu'on se sert de la vapeur de calomel, mélangée avec de la vapeur d'eau.

29. *Recherches cliniques et expérimentales sur l'emploi du chloral dans le traitement des algies de nature vénérienne.*

(*Gazette des Hôpitaux,* 1870-71. In-8° de 60 p.).

Conclusions :

1. Chez les malades atteints d'algies d'origine vénérienne, le chloral est d'une grande utilité, d'abord à cause de ses propriétés, et puis parce que les malades, étant en général dans un état de santé relativement satisfaisant, peuvent supporter sans inconvénient des doses considérables du médicament, qui lui permettent de développer tous ses effets thérapeutiques.

✳ La spécificité des algies vénériennes, qu'elles soient blennorrhagiques ou syphilitiques, ne s'oppose pas à l'action du chloral.

✳ Les céphalalgies nocturnes, les insomnies, les douleurs névralgiques et ostéoscopes, les arthralgies, en un mot tous les accidents douloureux qui se rattachent à la syphilis, sont, non pas guéris, mais rapidement calmés par le chloral.

✳ En atténuant ou faisant disparaître les algies syphilitiques, le chloral dont on peut renouveler fréquemment l'administration, sans inconvénient, seconde l'effet sédatif des spécifiques (hydrargyre et iodure de potassium), qui s'attaquent à la cause de ces algies et la détruisent. Il leur donne la promptitude d'action qui leur manque.

✳ Expérimenté dans ces conditions, le chloral peut être administré jusqu'à la dose de dix grammes, sans qu'il en résulte aucun accident toxique sérieux.

II. Le chloral possède des propriétés hypnotiques supérieures à celles de tous les autres agents connus jusqu'à ce jour.

✳ L'hypnotisme chloralique se rapproche plus du sommeil physiologique que l'hypnotisme produit par tous les autres narcotiques.

✳ Il survient d'emblée, ou il est précédé par une période d'excitation qui le retarde et l'empêche d'atteindre promptement la plénitude de son effet.

✳ Cette excitation chloralique constitue une ivresse qui a beaucoup de rapports avec d'autres ivresses provoquées par divers agents toxiques et médicamenteux, mais qui s'en distingue par la tournure gaie des idées, le caractère superficiel et fugace des phénomènes.

III. Le chloral, comme tous les hypnotiques, possède des propriétés anesthésiques. Il calme les douleurs, mais jamais d'emblée, et seulement après avoir produit son effet hypnotique.

✳ La sédation des phénomènes douloureux se prolonge pendant l'état de veille ; elle peut même durer plusieurs jours. Elle cesse du moment que le sommeil ne se ressent plus de l'influence du chloral.

✳ Les propriétés anesthésiques du chloral sont très inférieures à sa vertu hypnotique. Il est rare, même à des doses élevées, que les différentes sensibilités de la peau et des muqueuses soient émoussées.

✳ La sensibilité à la douleur est presque toujours intacte. L'analgésie du sommeil chloralique ne dépasse pas le degré de l'analgésie d'un sommeil physiologique profond ; elle ne persiste pas en général après le réveil.

✳ Le degré d'insensibilité produit par le chloral est tout à fait insuffisant pour la pratique chirurgicale, du moins quand on ne dépasse pas la dose de dix grammes.

IV. Il y a une immense distance entre le chloral et le chloroforme au point de vue des propriétés anesthésiques. La supériorité du chloroforme comme anesthésique, et une multitude d'autres phénomènes distincts appartenant à l'un et à l'autre médicament, ne permettent pas de supposer que le chloral n'agit sur l'organisme qu'en dégagent du chloroforme dans le milieu alcalin du sang.

✻ Le chloral limite son action aux phénomènes nerveux de la vie de relation, et en particulier à ceux que les centres affectés à la sensibilité tiennent sous leur dépendance.

✻ Il ne trouble pas d'une manière notable les grandes fonctions de la vie végétative, telles que la respiration, la circulation, les sécrétions, etc.

✻ Un de ses grands avantages sur les autres narcotiques et en particulier sur l'opium, c'est qu'il n'apporte aucun trouble sérieux dans l'accomplissement des fonctions digestives.

30. *Onanisme et excès vénériens.*

(*Nouveau Dictionnaire de médecine et de chirurgie pratiques*, t. XXIV, p. 494-539).

31. *Mémoire sur les affections syphilitiques précoces du système osseux.*

(Publié par la *Gazette des Hôpitaux*, 1872. In-8° de 63 p., Adrien Delahaye, éditeur, Paris).

Ce travail est le premier de ceux que j'ai entrepris pour démontrer que l'infection de l'organisme par le virus syphilitique, quelles que soient la gravité, la forme, la localisation, les tendances bénignes ou mauvaises, résolutives ou destructives de ses manifestations, est rapidement générale ; qu'aucune circonstance anatomique, aucune condition de structure spéciale ne peuvent mettre les tissus à l'abri de cette infection, et qu'il n'existe point dans l'économie de mode fonctionnel qui possède la vertu de préserver certaines parties de l'organisme des atteintes du virus, en leur conférant, soit une immunité absolue, soit une immunité relative et variable suivant les différentes phases de la maladie constitutionnelle. — L'infection syphilitique, envisagée au point de vue de la *topographie* et de la *chronologie* des affections qu'elle suscite, n'offre pas les éléments d'une classification absolue. La division des accidents consécutifs de la syphilis en secondaires, tertiaires et même quaternaires est loin d'être toujours justifiée par les faits, et on ne peut invoquer en faveur de la fameuse division topo-chronologique aucune des lois physiologiques qui gouvernent le développement, la nutrition, la structure, et le fonctionnement des tissus et des appareils. — Des manifestations syphilitiques, qu'on a l'habitude de considérer comme tardives et d'appeler tertiaires, surviennent parfois au début de la syphilis, dans les os et le périoste, dans les viscères splanchniques, dans les muscles, dans le tissu cellulaire, en un mot, à peu près dans toutes les parties constituantes de l'organisme. Il y a donc tout à la fois généralisation et simultanéité dans l'action du virus syphilitique.

PREMIÈRE PARTIE. — *Déterminations précoces de la syphilis sur le péricrâne.* J'en ai rapporté six observations détaillées, recueillies par moi et j'y ai ajouté des cas notés chez des enfants atteints de syphilis héréditaire. Puis j'ai tracé une description générale de ces nodosités péricrâniennes précoces. Leurs symptômes, leur processus, leur durée et leur terminaison ; leurs coïncidences spécifiques, leur diagnostic, leur pronostic et leur traitement sont étudiés sous toutes leurs faces et dans toutes leurs variétés.

DEUXIÈME PARTIE. — *Périostite chondro-sternale ; — névralgies thoraciques et asthme symptomatiques du début de la syphilis.*

Les névropathies cardio-pulmonaires qui signalent quelquefois l'invasion de la maladie constitutionnelle, ont une pathogénie multiple. Parmi les causes les plus positives de la dyspnée complexe des syphilitiques, il faut mettre au premier rang, la sternalgie, les névralgies costales et peut-être aussi un état morbide des muscles intercostaux et du diaphragme, semblable à celui qui atteint à cette période beaucoup d'autres muscles de l'économie et, entre autres, le biceps brachial et les gastro-cnémiens. L'aglobulie, l'action du virus sur le muscle cardiaque lui-même, ne doivent-elles pas entrer en ligne de compte? — Mais au milieu de toutes ces causes, les affections périostiques des côtes et du sternum, avec leurs douleurs irradiantes, sont les plus incontestables.

TROISIÈME PARTIE. — *Périostoses et exostoses précoces du tibia, du cubitus, de la clavicule, du maxillaire inférieur, etc.* Sept observations recueillies dans les premières semaines de l'intoxication syphilitique généralisée. Par leur siège, ces déterminations prouvent de la manière la plus évidente que les accidents tertiaires précoces peuvent être la première manifestation de la syphilis, se montrer avant les accidents secondaires et à une époque extrêmement rapprochée du chancre.

Description générale. — Fréquence de ces déterminations en France et en Europe : elles sont relativement plus rares dans notre pays que dans les pays chauds. — Le mode inflammatoire aigu ne prédomine pas dans leurs symptômes, mais leur allure, comme durée, est toujours assez vive. L'os est beaucoup moins touché que le périoste ;

ces tumeurs appartiennent à cette catégorie d'exostoses que les anciens syphiliographes appelaient *fausses et bâtardes* par opposition aux exostoses *vraies et légitimes*. Le traitement mixte est celui qui leur convient le mieux. Elles sont toujours résolutives.

CONCLUSIONS :

I. Les périostites épicrâniennes constituent une des premières manifestations de la syphilis. Elles surviennent quelquefois peu de jours après le chancre infectant, et même avant l'apparition des accidents dits secondaires.

✱ Elles paraissent siéger exclusivement dans le périoste du crâne, et, s'il existe une lésion hyperhémique ou inflammatoire du tissu osseux, elle est pour ainsi dire accessoire et reste subordonnée à la périostite.

✱ Les périostites épicrâniennes procèdent d'un vrai travail inflammatoire, d'un processus irritatif ou actif, ainsi que l'indiquent l'acuité de leurs symptômes et l'allure rapide de leur marche.

✱ Chez l'adulte, dans la syphilis acquise, ces sortes de tumeurs du périoste crânien ont une tendance décidée à la résolution, soit spontanée, soit provoquée par un traitement approprié. Elles disparaissent assez vite, sans laisser de traces.

✱ Chez les enfants, dans la syphilis héréditaire, le processus des tumeurs péricrâniennes ne prend pas ou quitte vite le mode irritatif et résolutif pour le mode nécrobiotique et suppuratif.

✱ Les périostites péricrâniennes sont le siège de douleurs fixes et le point de départ de douleurs irradiantes à forme névralgique.

✱ Elles sont discrètes ou confluentes et occupent principalement la moitié antérieure du crâne, leur durée varie entre quatre et six semaines, quand elles sont abandonnées à elles-mêmes. Un traitement approprié peut les faire disparaître plus tôt.

II. Il peut se produire, au début de la syphilis, des périostites sur les côtes, les cartilages costaux et le sternum.

★ Comme les périostites péricrâniennes, ces périostites sterno-chondrocostales sont inflammatoires et résolutives, et elles deviennent le siège de douleurs fixes et le point de départ d'irradiations névralgiques.

★ C'est comme foyer de douleur qu'elles jouent un rôle considérable dans la dyspnée des premières phases de la syphilis. Cette sorte d'asthme syphilitique a, du reste, beaucoup d'autres causes.

III. Des périostoses et des exostoses peuvent se développer sur d'autres points du système osseux, dès les premiers jours de l'infection constitutionnelle.

★ En prenant pour point de départ de l'incubation de ces lésions osseuses le début des chancres infectants, on trouve que l'incubation la plus courte a été de trente jours et la plus longue de cent vingt jours.

✳ Ces périostoses peuvent se montrer plusieurs jours avant l'apparition des accidents cutanés et muqueux dits secondaires. Elles surviennent spontanément et sans l'intervention d'une cause provocatrice.

✳ Elles paraissent procéder d'un mode syphilitique dans lequel le rôle du virus est moins actif que celui de l'individu.

✳ Les périostoses du tibia sont de beaucoup les plus fréquentes.

IV. Ces lésions osseuses précoces sont plus communes et plus graves dans la syphilis héréditaire que dans la syphilis acquise, chez les Arabes d'Afrique et les habitants de l'Amérique du sud, que dans nos climats.

✳ Les périostoses précoces, dans la syphilis acquise, sont presque toujours résolutives, et s'expriment par un mode inflammatoire plus ou moins accusé. Le processus des périostoses des membres est en général moins irritatif que les périostoses péricrâniennes.

✳ Elles peuvent guérir spontanément, mais elles disparaissent beaucoup plus vite sous l'influence d'un traitement mixte hydrargyrique et ioduré, et d'un traitement local antiphlogistique.

✳ Elles aggravent le pronostic de la syphilis, bien qu'elles coïncident la plupart du temps avec des manifestations légères du côté des autres organes et qu'elles n'impliquent aucune malignité dans les processus locaux, ni dans les tendances générales de la maladie constitutionnelle.

32. *Cas de syphilis gommeuse précoce et réfractaire à l'iodure de potassium.*

(*Gazette des Hôpitaux*, 1874. In-8° de 40 p., Adrien Delahaye, éditeur.)

Après avoir exposé dans tous ses détails ce fait curieux que j'ai suivi et traité pendant quatre ans, j'ai discuté ses particularités les plus frappantes et étudié dans l'ensemble de leur processus les syphilis qui arrivent d'emblée au tertiarisme grave et destructif.

Le chancre infectant le plus bénin peut donner lieu à une syphilis irrégulière. — Parmi les anomalies de la syphilis, il en est une qui consiste dans la brièveté et la bénignité des accidents cutanés et muqueux, et l'apparition précoce des productions gommeuses. — Les gommes ulcéreuses surviennent quelquefois trois mois après le début du chancre. — Elles évoluent comme les gommes des syphilis anciennes; il y en a qui sont absolument réfractaires à l'iodure de potassium qui ne peut ni les prévenir, ni les guérir.

33. *Mémoire sur les affections syphilitiques précoces du tissu cellulaire sous-cutané.*

(*Annales de Dermatologie et de Syphiligraphie*, 2ᵉ série, t. Iᵉʳ. In-8° de 74 p.,
G. Masson, éditeur, 1881).

Dans cette monographie j'ai étudié, sous tous leurs modes, les néoplasies syphilitiques qui peuvent se produire au sein du tissu cellulaire sous-cutané pendant la phase virulente de la maladie constitutionnelle, c'est-à-dire pendant ses deux ou trois premières années. Bien que ces lésions morbides appartiennent à la classe de celles qu'on désigne sous le nom de *gommes*, elles sont loin de se présenter toujours sous la forme concentrée et arrondie d'une tumeur dont la tendance fatale est le ramollissement et l'ulcération. Aucun traité de syphiliographie et de dermatologie, ne contenant de chapitre ou même de réflexions se rattachant de près ou de loin à ce sujet, j'ai été obligé de rapporter un grand nombre de faits, pour établir sur des bases solides cette nouvelle espèce de manifestations syphilitiques.

Première partie: *Exposition des faits.* — Ils ont tous été recueillis par moi et comme ils présentent un grand nombre de variétés, je les ai divisés en trois séries à caractères plus ou moins tranchés.

La *première série* comprend les cas où la néoplasie syphilitique est diffuse, confluente et présente la généralisation, la subacuité, le processus rapide, la tendance résolutive propres aux exanthèmes. J'ai donné à ces néoplasies sous-cutanées syphilitiques précoces le nom d'*Erythème noueux syphilitique,* à cause de leur ressemblance plus apparente, il est vrai, que réelle, avec l'érythème noueux vulgaire ou d'origine arthritique. Quatre faits que j'ai décrits dans toutes leurs particularités cliniques les plus minutieuses sont de nature à mettre hors de doute l'existence de cette éruption dermo-hypodermique et à en donner une idée nette. Ces nodosités et ces suffusions néoplasiques du tissu cellulaire sous-cutané et de la peau sont un peu disséminées partout et même confluentes comme les érythèmes qui se produisent sur les téguments pendant les premières semaines de l'intoxication. — Quatre observations.

La *deuxième série* est consacrée aux *néoplasies circonscrites et résolutives du tissu cellulaire sous-cutané.* J'en ai rapporté onze cas.

Ici encore les productions morbides sont quelquefois diffuses, étalées en plaques sous-dermiques, mais le plus souvent concentrées en tumeurs plus ou moins arrondies. Elles se rapprochent plus que celles de la série précédente de la gomme classique. Elles se ramollissent quelquefois, sans aboutir cependant à l'ulcération. Leur caractère est d'être essentiellement résolutives et de n'affecter aucun caractère de généralisation systématique.

La *troisième série* contient les *néoplasies précoces et ulcéreuses du tissu cellulaire sous-cutané*. Il n'existe à peu près aucune différence entre ces productions gommeuses et celles qui surviennent, soit à la phase moyenne, soit aux périodes ultimes de la syphilis. Elles s'en distinguent toutefois par quelques-uns de leurs caractères : ainsi, à peine nées, elles passent pour ainsi dire sans transition, de la phase formative à la phase régressive et presque toutes en quinze jours ou trois semaines arrivent au ramollissement. Quelques-unes s'ulcèrent d'emblée ; d'autres se ramollissent et s'ouvrent ou restent à l'état de cavités closes fluctuantes ; enfin, à part quelques exceptions, elles cèdent merveilleusement à l'action curative de l'iodure de potassium. Six cas typiques peuvent donner l'idée de toutes leurs variétés de formes, de processus et de localisation.

Deuxième partie : *Description générale des affections syphilitiques précoces du tissu cellulaire sous-cutané.*

Conclusions :

I. Dans le tissu conjonctif hypodermique, de même que dans beaucoup d'autres tissus et organes de l'économie, il peut se produire des lésions, presque immédiatement après l'accident primitif et pendant l'époque la plus active de la période virulente. La pathologie syphilitique de ce tissu commence donc beaucoup plus tôt qu'on ne l'a supposé jusqu'ici, et elle n'est pas exclusivement limitée aux phases les plus avancées de la maladie constitutionnelle.

⤫ Au début de la syphilis, comme durant la période tertiaire, les productions morbides qui se développent dans le tissu conjonctif sous-cutané sont constituées par des néoplasies affectant la configuration de tumeurs ou de suffusions.

II. En se fondant sur leur processus le plus habituel on peut diviser les productions gommeuses précoces sous-cutanées en trois séries : la première série est constituée par une forme de lésion néoplasique qui n'a pas été décrite jusqu'à présent et que je désigne sous le nom d'*érythème noueux syphilitique*. Elle est caractérisée par la généralisation simultanée et sous forme éruptive, de néoplasies variées sur les différentes parties du corps, mais principalement aux membres inférieurs et moins souvent aux supérieurs. Elle est souvent précédée et accompagnée de phénomènes fébriles et de perturbations rhumato-névralgiformes siégeant dans les parties qui vont devenir le siège de ces néoplasies aiguës. — Dans ces néoplasies qui sont presque aussi dermiques qu'hypodermiques, il y a des plaques de véritable érythème noueux, des tumeurs sous-cutanées, des suffusions étendues, à apparence phlegmoneuse, etc. Mais la résolution est toujours la règle. Quelle que soit sa forme, son étendue, ses connexions étroites avec la peau et la vivacité de ses symptômes, la néoplasie reste toujours solide et ne subit à aucun degré la phase nécrobiotique qui conduit au ramollissement.

✳ Dans une seconde série de cas, les plaques, les nodosités, les tumeurs, les infiltrations se produisent isolément ; aucune synergie éruptive ne préside à leur apparition. Elles sont insidieuses dans leur début et toujours indolentes et aphlegmasiques. — Elles tendent spontanément à la résolution et leur durée est en général très courte. Quelquefois elles se ramollissent et forment des collections liquides sous-cutanées. Mais la peau qui les recouvre résiste et la résorption se fait sans suppuration et sans ulcération.

✳ Dans la troisième série de cas, les néoplasies de toutes formes, mais d'ordinaire exclusivement hypodermiques pendant leur période de crudité, aboutissent très vite à la suppuration. — La rapidité de leur processus est leur trait le plus caractéristique. — La peau qui les recouvre est toujours envahie et elles sont l'origine de dermatoses ulcéreuses qui offrent souvent une grande ressemblance avec les formes primitivement ecthymateuses. — En se fondant sur leur marche, sur leur durée et sur la gravité des lésions qu'elles produisent, on peut en distinguer deux variétés. La première qui est bénigne, s'observe le plus communément ; elle peut guérir spontanément en un ou deux mois et beaucoup plus vite quand on donne de l'iodure de potassium. — La deuxième, qui est maligne, ne diffère que par sa précocité des plus mauvaises gommes de la phase tertiaire. Elle est très rare. Les produits morbides qui la constituent évoluent avec lenteur, mais ils n'ont aucune tendance à la résolution. Ils suppurent, s'ulcèrent, donnent lieu à des pertes de substances larges et profondes et se montrent souvent réfractaires à l'iodure de potassium, qui ne peut ni les prévenir ni les guérir.

III. L'époque d'apparition des néoplasies hypodermiques précoces est en moyenne : A. pour l'érythème noueux syphilitique, le quatrième mois après le début du chancre ; — B. pour les néoplasies circonscrites sous-cutanées et dermiques qui aboutissent à la résolution, le cinquième mois après le début du chancre ; — C. pour les néoplasies précoces et cependant ulcéreuses de l'hypoderme, le neuvième mois après le début de l'accident primitif. L'intervalle le plus court entre ce dernier et l'apparition des néoplasies a été de deux mois, et le plus long de quinze mois. — Aussi, comme coïncidence pathologique de la syphilose précoce hypodermique, observe-t-on toutes les lésions superficielles de la peau et des muqueuses qui surviennent pendant l'époque la plus active de la période virulente.

34. *Des laryngopathies pendant les premières phases de la syphilis.*

Annales des maladies de l'oreille et du larynx, 1876. In-8° de 70 p., En collaboration avec M. le docteur Krishaber).

PREMIÈRE PARTIE comprenant l'exposition et l'analyse de quatorze faits avec l'examen laryngoscopique et la description de toutes les altérations superficielles du larynx qu'on observe dans les deux ou trois premières années de la syphilis. — Tableau synoptique de ces quatorze observations.

DEUXIÈME PARTIE. — Description générale des laryngopathies secondaires. Nous nous sommes surtout attaché à prouver l'existence des plaques muqueuses du larynx à cette phase de la syphilis. Elles se présentent sous forme d'exfoliations ovalaires, à bords unis, dentelés, parfois épais ou même végétants, etc. On ne les rencontre que sur les cordes vocales, jamais à l'entrée du larynx. Leur évolution est indépendante de la syphilide papuleuse du pharynx. — Nous avons ensuite étudié toutes les questions qui se rattachent aux symptômes, au processus, à l'étiologie, au diagnostic et au traitement des diverses formes de la laryngopathie syphilitique secondaire.

35. *Leçons sur les laryngopathies syphilitiques graves, compliquées de phlegmon péri-laryngien.*

(*Annales des maladies de l'oreille et du larynx*. Br. in-8° de 30 p., Masson, éditeur, 1876).

Dans ce travail, j'ai décrit les lésions et les accidents que produit la syphilis tertiaire dans le larynx lorsque le processus envahit le territoire péri-laryngien et suscite des phénomènes de compression sur l'organe vocal. J'ai traité aussi incidemment la question des glossopathies diffuses et des glossopathies profondes qui se propagent jusqu'au larynx, etc., etc.

36. *Mémoire sur les affections syphilitiques précoces des centres nerveux.*

(*Annales de Dermatologie et de Syphiligraphie*, 1re série, 1874-1879. In-8° de 200 p., G. Masson, éditeur).

Dans cet ouvrage j'ai démontré que les déterminations de la syphilis sur les centres nerveux pouvaient se produire à une époque très rapprochée de l'accident primitif, pendant toute la durée et même pendant les premiers mois de la période virulente ; qu'elles étaient alors contemporaines des poussées les plus superficielles et les plus généralisées de la maladie constitutionnelle sur la peau et sur les muqueuses, et que de toutes les manifestations viscérales graves, elles étaient les plus nombreuses et certainement les plus précoces.

Première partie.— Elle comprend sept observations les plus authentiques parmi celles qu'il m'a été permis d'observer, et qui ne peuvent laisser aucun doute sur l'origine syphilitique des accidents nerveux graves et variés qui se sont produits dans les premières périodes de la phase virulente. Chacune de ces observations a été étudiée, analysée et commentée minutieusement au double point de vue de la clinique et de la physiologie pathologique. A ces observations, je pourrais en ajouter beaucoup d'autres qui n'ont fait que confirmer l'exactitude de ce que j'établissais alors, à savoir que la *syphilose cérébro-spinale* est la plus commune, la plus grave et la plus précoce de toutes les déterminations viscérales de la syphilis.

Deuxième partie. — *Description générale des syphiloses précoces du névraxe.*

Section I. — Recherches statistiques sur la précocité des affections syphilitiques des centres nerveux. *Précocité du premier degré :* j'ai englobé sous ce titre les cas dans lesquels les accidents cérébraux sont survenus dans la première année de la syphilis, ou, si l'on veut, dont *l'incubation* n'a pas dépassé douze mois : sur 168 cas cette incubation de la syphilose cérébrospinale, a été d'une année ou de moins d'une année, 53 fois : minimum 1 *mois* dans trois cas ; maximum 12 *mois* dans 20 cas. Dès l'explosion des accidents vraiment constitutionnels, le cerveau, mais beaucoup plus rarement la moelle épinière, peuvent être endommagés, quelquefois d'une façon légère, mais presque toujours avec autant de gravité qu'aux époques les plus reculées de la diathèse.

Précocité du 2e degré, comprenant les cas qui surviennent dans le cours de la 2e et de la 3e année de la syphilis : 2 ans dans 19 cas ; 3 ans dans 13 cas, sur 168 syphiloses cérébro-spinales. La précocité du premier degré est deux fois plus nombreuse que celle du deuxième, quoiqu'elle comprenne une année de plus. — Après les deux premières années de la syphilis, on trouve dans les 168 cas, 28 syphiloses du névraxe, les 4e, 5e et 6e années; 28 également dans les 7e, 8e, 9e et 10e années, 11 de la 10e à la 15e année, et 10 de la 16e à la 20e année. Il faut faire des restrictions sur ces résultats et ne par leur donner une signification trop absolue, car on ne doit pas perdre de vue que, dans l'ensemble des syphilis, celles qui ont 1, 2, 3 ans d'âge, sont infiniment plus nombreuses, à n'importe quel moment, que les syphilis âgées de 10, 15, 25, 30 ou 40 ans, etc., etc. — Tout en tenant compte des nombreuses erreurs que peuvent contenir les statistiques, on doit conclure que : *Parmi les syphiloses tertiaires et viscérales, aucune ne l'emporte comme précocité sur les syphiloses cérébro-spinales.*

SECTION II. — *Considérations sur les formes symptomatiques des syphiloses cérébro-spinales précoces.* Le caractère prédominant des syphiloses cérébro-spinales, c'est la complexité et la diffusion des phénomènes. De là, difficulté de les soumettre à une classification rigoureuse. Les prodromes ne font presque jamais défaut : leur uniformité constante contraste avec le nombre infiniment varié des névropathies dont ils font présager l'imminence. Cérébropathies, myélopathies, cérébro-myélopathies ; — troubles du mouvement, de la sensibilité des sens et des phénomènes psychiques ; — dépression et excitation fonctionnelles, c'est-à-dire paralysies, convulsions, contractures ; — enfin associations phénoménales, telles que l'aphasie et l'hémiplégie droite : voilà quelles sont les grandes localisations, les formes symptomatiques, les syndromes les plus communs des déterminations de la syphilis sur le névraxe.

Analyse symptomatique des observations qui me sont personnelles: parmi les syphiloses encéphaliques, celle qui s'est produite le plus fréquemment, c'est la cérébropathie dans laquelle la paralysie de tout le côté droit se combine d'une manière à peu près constante avec l'embarras ou la perte de la parole. La syphilose avec phénomènes épileptiformes circonscrits ou généralisés est plus rare.

Dans toutes les séries de faits relatés par divers auteurs, l'élément paralysie domine sous toutes ses formes. Les convulsions épileptiformes sont cinq fois moins nombreuses que les hémiplégies. — Ces formes se mêlent souvent, se combinent et se succèdent. — Dans aucune, l'intelligence ne reste intacte. — La moelle épinière est attaquée huit fois moins que le cerveau.

SECTION III. — *Considérations sur l'étiologie, les symptômes, les signes et la pathogénie des syphiloses cérébro-spinales précoces.* Les causes occasionnelles et étrangères à la syphilis n'occupent qu'une place peu importante dans l'étiologie. Les névropathies spécifiques procèdent directement de la maladie constitutionnelle qui les crée par un acte de spontanéité élective dont nous sommes incapables jusqu'à présent de pénétrer le mystère. — L'accident primitif est presque toujours bénin. Les syphilis graves ou malignes ne prédisposent pas aux cérébropathies.

Phénomènes prémonitoires des syphiloses cérébro-spinales. — Phénomènes névralgiformes et *céphalées* atroces à redoublements nocturnes; — accès vertigineux, éblouissements, sensations étranges dans l'intérieur du crâne; — *insomnie* ou somnolence invincible; — indécision et incohérence des mouvements; — diminution ou trouble d'une ou de plusieurs facultés intellectuelles et en particulier de la *mémoire;* — *affaiblissement du pouvoir sexuel;* — troubles de la vue, diplopie; — parésie de la vessie et du rectum; — douleurs en ceinture. — Les troubles de la sensibilité générale et de la sensibilité sensorielle sont loin de fournir des signes aussi certains que les troubles de la motilité. — Les prodromes manquent quelquefois.

Symptômes des syphiloses cérébro-spinales confirmées. Paralysie des muscles moteurs de l'œil : — Diplopie, — mydriase, — névrite optique. Combinaison de ces phénomènes avec d'autres symptômes cérébro-spinaux. — *Hémiplégie faciale :* on l'a souvent attribuée, sans raison, à la syphilis. Lorsque la syphilis la produit, elle limite rarement son action au nerf facial. — *Crises épileptiformes :* L'épilepsie généralisée, mais surtout *l'épilepsie partielle* est éminemment syphilitique. Au même titre que la paralysie et l'aphasie, elle traduit un désordre matériel produit par l'action diathésique sur tel ou tel point de l'écorce cérébrale. L'épilepsie et les syphiloses méningo-encéphaliques diffuses sont, contrairement à ce qu'on pouvait présumer, plus rares dans les déterminations cérébro-spinales précoces, que dans la période moyenne ou tardive de l'évolution diathésique. — *Syphilo-psychoses.* Dans tous les cas, j'ai observé que le moral et l'intelligence étaient plus ou moins ébranlés, et même atteints quelquefois au point de ne s'en pouvoir pas relever; mais l'affection mentale n'était qu'une épisode de l'encéphalopathie spécifique, une sorte de décadence qui marchait parallèlement à celle des autres fonctions nerveuses et qui, loin de dominer cette dernière, lui semblait plutôt subordonnée. Les conceptions délirantes à direction fixe et invariable sont rares dans les syphiloses cérébrales. Ce qui caractérise leur état mental, c'est surtout l'hébétude, l'abrutissement, l'absurdité, la bizarrerie, l'incohérence des idées, l'affaiblissement progressif de la mémoire et de toutes les autres facultés psychiques. L'état mental du ramollissement est beaucoup plus commun que celui de la folie proprement dite dans les syphiloses cérébrales. Il est rare que les troubles psychiques occupent à eux seuls et exclusivement toute la scène pathologique dans le vaste complexus pathologique de cette affection. — Les syphiloses cérébro-spinales peuvent simuler la vraie paralysie générale et la vraie ataxie locomotrice; mais elles s'en distinguent par l'absence d'une *systématisation invariable* de quelques-uns ou de la totalité des accidents qui leur sont propres. — *Paralysies syphilitiques d'origine centrale* : Paralysies localisées, partielles, disséminées sur les différentes parties du corps. *Hémiplégies comprenant tout un côté du corps* : Elles sont très communes dans la syphilis et elles frappent en général brusquement. Caractères de l'attaque : absence habituelle de perte de connaissance et abolition incomplète de la motilité ; parésie plutôt que paralysie. Fréquence des paralysies alternes. La sensibilité est toujours beaucoup moins atteinte que la motilité. Importance de la *syndrome aphasie et hémiplégie droite.*

Anatomie pathologique. — Comme les syphiloses cérébo-spinales précoces sont aussi graves que les tardives, on est autorisé à supposer qu'elles sont produites par les mêmes lésions. Celles qui semblent prédominer sont les altérations de l'écorce et les lésions des artères du cerveau. — Artérite syphilitique; comment elle est constituée : gommes des artères, endartérite, péri-artérite. Oblitération complète ou incomplète du vaisseau, ischémie puis nécrobiose consécutive dans la sphère de distribution du vaisseau. Prédilection inexpliquée de la syphilis pour les artères du cerveau. — Lésions gommeuses : sclérose spécifique des méninges. Inflammation et ramollissement consécutifs. Ces deux dernières lésions, d'ordre commun, sont toujours le terme auquel aboutissent, pour désorganiser l'encéphale, les lésions spécifiques à toutes les périodes de la syphilis.

— *Variétés pathogéniques des hémiplégies syphilitiques* : 1° hémiplégies lentes dans leur développement : elles proviennent de la compression d'une tumeur gommeuse sur les conducteurs nerveux

eux-mêmes; 2° hémiplégies brusques : elles sont la conséquence d'un ramollissement local du cerveau, consécutif à une artérite de la cérébrale moyenne ou d'une de ses branches ; 3° hémiplégies convulsives : elles sont presque toujours transitoires ; leur cause organique, c'est l'hyperplasie gommeuse des méninges et de la couche corticale sous-jacente qui a mis en état d'instabilité fonctionnelle la substance grise et l'a poussée à une décharge nerveuse (convulsion épileptiforme), suivie d'un épuisement passager des fibres du corps strié, etc. De ces trois variétés pathogéniques, la deuxième, c'est-à-dire l'hémiplégie totale ou partielle apoplectiforme est la plus commune. A cette variété appartient l'aphasie qui résulte presque toujours d'une thrombose spécifique de l'artère cérébrale moyenne gauche; — l'aphasie épileptique se rencontre aussi assez souvent; elle est en général transitoire comme l'hémiplégie correspondante. — J'ai fait ressortir et j'ai cherché à expliquer l'affinité élective si singulière de la syphilis pour le côté gauche du cerveau. — Puis j'ai établi deux grandes variétés d'encéphalopathies syphilitiques : les unes par ischémie et ramollissement se rattachent à l'artérite gommeuse; les autres dépendent de méningo-encéphalites circonscrites, etc. — Dans les premières: paralysies hémiplégiques ou alternes sous forme d'attaque, aphasie, dépression des fonctions cérébrales ; dans les secondes : troubles psychiques, convulsions épileptiformes, altérations sensorielles, etc. — Parmi ces dernières, celles de la vue occupent la première place : névrite optique et presque toujours double, même avec une tumeur unilatérale; elle indique la nature générale de la lésion, tandis que la convulsion en indique le siège.

CONCLUSIONS :

I. A une époque très rapprochée de l'accident primitif, la syphilis peut envahir les centres nerveux.

✳ Les syphiloses cérébro-spinales précoces, sont celles qui se développent pendant la période virulente de la maladie, c'est-à-dire pendant les deux ou trois premières années.

✳ Il y a des degrés dans la précocité des syphiloses cérébro-spinales: le premier comprend celles qui surviennent dans les douze premiers mois; le deuxième, celles qui se développent dans la deuxième et la troisième année de la maladie constitutionnelle. Les statistiques sembleraient prouver que celles du premier degré sont plus communes que celles du second, mais ces résultats n'ont que peu d'importance.

✱ Parmi les déterminations viscérales précoces de la syphilis, les syphiloses cérébro-spinales sont incomparablement les plus nombreuses.

✱ Elles sont aussi les plus dangereuses, leur gravité n'est point en raison directe de leur âge, diathésique : celles qui surviennent dans les premiers mois de la syphilis sont aussi redoutables que celles qui appartiennent aux phases les plus reculées de la maladie.

II. Toutes les formes, tous les degrés, toutes les combinaisons phénoménales qui constituent la symptomalologie et le processus des déterminations de la syphilis sur le névraxe, s'observent aussi bien dans les syphiloses cérébro-spinales précoces, que dans les syphiloses cérébro-spinales tardives.

✱ Il y a pourtant quelques formules symptomatiques qui semblent prédominer. Les plus fréquentes sont celles qui consistent en une attaque d'hémiplégie comprenant tout un côté du corps.

✱ Parmi les attaques d'hémiplégie, celle qui est constituée par la syndrome aphasie et hémiplégie droite, l'emporte comme nombre sur toutes les autres.

✱ Les formes paralytiques sont beaucoup plus nombreuses que les formes convulsives ou épileptiques, dans les syphiloses cérébrales précoces.

✱ Dans les syphiloses cérébro-spinales, les troubles psychique et l'incoordination du mouvement ne sont jamais systématisés comme dans la folie, la paralysie générale et l'ataxie locomotrice.

✱ L'absence de systématisation dans les syphiloses cérébro-spinales doit être regardée comme un de leurs principaux caractères. On ne doit faire une restriction que pour la syndrome aphasie et hémiplégie droite.

✱ Les déterminations précoces de la syphilis sur la moelle épinière sont beaucoup moins fréquentes que celles sur l'encéphale.

III. Les suffusions hyperplasiques circonscrites ou diffuses, mais plutôt circonscrites de la couche corticale du cerveau et de la pie-mère, l'altération syphilitique des artères sylviennes et les ramollissements ischémiques consécutifs, telles sont les lésions qui paraissent appartenir aux syphiloses cérébro-spinales précoces.

✱ Dans quelques cas de syphilose cérébrale précoce suivis de mort, on n'a trouvé aucune lésion ; mais on ne connaissait pas alors la syphilose artérielle. Il est à présumer que la mort a été la conséquence d'une anémie brusque qui a éteint tout à coup les foyers d'innervation indispensables à la vie.

IV. On ne peut faire que des conjectures très vagues sur l'étiologie des syphiloses cérébro-spinales précoces. Dans la plupart des cas, l'accident primitif a été très bénin, ainsi que les manifestations consécutives cutanées et muqueuses.

✱ Le processus général de la maladie constitutionnelle n'est pas modifié par l'apparition des accidents syphilitiques précoces des centres nerveux. Les autres manifestations se produisent avant, pendant ou après la détermination sur le névraxe, sans subir de sa part aucun changement dans leurs formes, leurs degrés, leur processus et leur topographie.

✻ La précocité des syphiloses cérébro-spinales ne fournit aucune indication particulière au point de vue du traitement. Quel que soit l'âge de la maladie constitutionnelle, les manifestations sur les centres nerveux réclament la même médication spécifique. Les circonstances propres à la détermination elle-même fournissent les indications secondaires relatives au choix, aux doses et aux combinaisons des deux agents spécifiques.

37. *Contribution à l'étude des amblyopies symptomatiques de la syphilose cérébrale.*

(*France médicale*, 1878. Br. in-8° de 16 p., Adrien Delahaye, éditeur).

J'ai cherché dans ce travail à interpréter, surtout au point de vue pathogénique, les troubles de la vue qui surviennent dans le cours des encéphalopathies syphilitiques ou après leur guérison.

Il a pour base un fait d'aphasie et d'hémiplégie syphilitique droite survenues au septième mois du chancre. — Guérison. Mais, à la quatrième année de la syphilis, affaiblissement de la vision des deux côtés et atrophie papillaire double. J'ai été conduit par la discussion physiologique des causes de cette amblyopie à admettre que l'atrophie papillaire double devait se rattacher à une lésion des circonvolutions frontales gauches, voisine de celle qui avait produit autrefois l'hémiplégie et l'aphasie. Cette manière de voir est fondée sur les travaux de M. Luys, relatifs aux *modifications qui surviennent dans l'état de l'écorce cérébrale* par suite de la disparition des différentes catégories d'incitations périphériques, et sur l'existence de *fibres commissurantes*, etc., etc.

38. *Localisations de la syphilose corticale du cerveau. Aphasie et hémiplégie droite syphilitiques à forme intermittente.*

(*Gazette hebdomadaire*, 1876. In-8° de 116 p., G. Masson, éditeur, 1877).

Je me suis proposé, dans ce travail, de déterminer, par l'application de la physiologie pathologique à l'analyse médicale, le siège qu'occupent les lésions syphilitiques dans les différents foyers de la substance corticale du cerveau, et de distinguer les syphilopathies du névraxe, des névropathies hystériques et des névropathies systématisées et bulbo-spinales, telles que l'ataxie locomotrice et la paralysie labio-glosso-pharyngée, etc.

Première leçon. — Vers le quinzième mois d'une syphilis ulcéro-gommeuse, céphalée prodromique d'une encéphalopathie spécifique qui éclata cinq mois après (vingtième mois de la maladie), sous forme de faiblesse fugace dans les doigts de la main droite, puis sous celle plus accusée d'hémiplégie droite passagère, accompagnée d'aphasie, revenant par crises de quelques minutes, cinq ou six fois par jour. — A aucun moment, perte de connaissance, même dans les crises les plus fortes. — Affaiblissement de la mémoire et du sens génital ; persistance de la céphalée. — Aggravation des crises au bout de un mois de durée, et enfin aphasie et hémiplégie droite permanentes. Localisation de la céphalée dans le côté gauche du crâne. État stationnaire de l'aphasie et de l'hémiplégie droite pendant deux semaines. Amélioration très grande sous l'influence du traitement.

✳ *Discussion de ce fait.* La lésion était probablement une hyperplasie méningée circonscrite et condensée sous forme de tumeur, au niveau de la deuxième et de la troisième circonvolutions du lobe frontal gauche. — Envahissement de la couche corticale à ce niveau par la néoplasie. Irrégularité de l'irrigation sanguine dans les foyers où s'élabore la parole et qui président aux mouvements du côté droit. — Ischémie d'abord intermittente, puis continue et avec ramollissement consécutif produit par une lésion des artères cérébrales, etc. — Revue clinique de tous les cas d'aphasie et d'hémiplégie droite syphilitiques. — Rareté de l'intermittence franche dans ces accidents. — Coïncidences hémiplégiques de l'aphasie syphilitique : elle est fréquente avec l'hémiplégie gauche, contrairement à ce qui a lieu dans les aphasies d'une autre origine. Peut-être n'est-ce qu'un effet du hasard ; mais avec elle on observe souvent la dissémination, l'éparpillement irrégulier des troubles nerveux les plus variés. — Lorsque l'aphasie existe seule, sans association avec les différentes variétés de parésie, son pronostic est moins grave. — Ce qu'il faut attendre du traitement par les spécifiques.

Deuxième leçon. — Nouveau cas d'aphasie et d'hémiplégie droite syphilitiques à forme intermittente chez une femme. Troubles visuels, accidents vertigineux, à la cinquième année d'une syphilis légère, puis, au bout de deux mois, attaques successives d'aphasie et d'hémiplégie droite. — Phénomènes hystériformes. — Guérison complète dans l'intervalle des crises. Guérison définitive au bout de quinze jours. — Les attaques ne se sont pas reproduites ultérieurement.

✳ *Discussion de ce fait.* Faut-il rattacher la névropathie précédente à la syphilis ou à l'hystérie? Absence d'antécédents hystériques caractérisés. — Considérations pathogéniques et diagnostiques sur la nature des accidents nerveux qui se produisent chez la femme syphilitique. Des troubles du langage et des parésies produites par l'hystérie. La syndrome aphasie et hémiplégie droite s'y observe rarement. — Difficultés du diagnostic. — Traitement.

Troisième leçon. — Suite de l'observation rapportée dans la première leçon : Attaques successives et sans intermittences franches d'encéphalopathie de plus en plus graves et complexes, mais avec prédominance d'aphasie et d'hémiplégie droite. Délire furieux. — Troubles de la déglutition, etc. — *Parésie symétrique des lèvres et des joues;* difficultés de mouvoir la langue. — Salivation extrêmement abondante. Incontinence d'urine et des matières fécales.

✻ *Discussion physio-pathologique de ces nouveaux accidents.* Leur comparaison avec ceux de la paralysie labio-glosso-pharyngée, de la sclérose en plaque de la moelle et du bulbe, de la sclérose latérale amyotrophique, de la paralysie générale spinale; — avec ceux des lésions en foyer du bulbe, (hémorrhagie, tumeurs cancéreuse et tuberculeuse). — Etude des centres fonctionnels de la couche corticale. La parésie labio-pharyngée du malade se rattachait probablement à une détermination de la syphilis sur *le centre moteur de la langue, des mâchoires et des lèvres,* qui occupe la troisième circonvolution frontale à sa partie postérieure, près de la scissure de Sylvius. — La lésion du centre labio-glossique n'était sans doute que l'extension de celle qui siégeait à gauche et avait d'abord produit l'aphasie et l'hémiplégie droite. La symétrie parfaite des parésies n'est pas incompatible avec l'unilatéralité des lésions, etc., etc. — Analogies entre les syphiloses et les tuberculoses corticales.

QUATRIÈME LEÇON. — Description et analyse d'un cas de paralysie glosso-labio-pharyngée, survenue chez un malade syphilitique depuis quatre ans. Troubles de la vision, de la prononciation, de la déglutition ; sialorrhée extrêmement abondante, etc., etc. Intégrité des facultés psychiques ; — pas d'autres paralysies, mais ataxie locomotrice progressive. — Atrophie des muscles moteurs de la mâchoire inférieure, etc. — Raisons qui doivent faire admettre que chez ce malade la paralysie labio-glosso-pharyngée était vraie, bulbo-spinale, ne se rattachait à aucun processus syphilitique, et dépendait d'une altération directe et primitive des cellules du bulbe.

✻ *Discussion physio-pathologique.* Les lésions syphilitiques qui attaquent la névroglie du névraxe, ne produisent jamais d'affections névropathiques aussi systématisées dans leur processus anatomique et leur modalité phénoménale, que la paralysie labio-glosso-pharyngée, l'ataxie locomotrice, la paralysie progressive, la folie, etc. — Recherche de l'origine réelle des nerfs crâniens attaqués dans leur foyer initial par la paralysie labio-glosso-pharyngée bulbo-spinale.

39. *Étude sur les paralysies pseudo-syphilitiques et sur leur traitement par les œsthésiogènes.*

(*Progrès médical,* 1881. In-8° de 31 p. En collaboration avec M. le docteur Romain Vigouroux).

PREMIÈRE PARTIE : Exposition des faits. — Chez notre premier malade, en pleine syphilis, et à une époque rapprochée du début de la diathèse, il survint d'abord une myosite spécifique du triceps brachial droit, puis une paralysie avec anesthésie complète du bras correspondant. — Guérison rapide de la tumeur du triceps. — Impuissance des spécifiques contre la paralysie brachiale. Le malade était névropathe. — Transfert de la paralysie bra-chiale du bras droit sur le bras gauche, au moyen de l'aimant, puis avec le diapason. Dans le transfert par cet æsthésiogène, le côté gauche devint le siège d'une hémianesthésie sensitivo-sensorielle complète, en outre du trans-fert de l'état local du membre supérieur droit. C'est là exactement ce qui se voit chez les hystériques. Chez eux, lorsque la diathèse n'est manifestée par aucun signe présent ou certain, on peut toujours, au moyen d'un æsthésiogène convenable, évoquer les symptômes qui existaient en puissance et par suite établir le diagnostic. Guérison progressive de la paralysie bra-chiale droite, obtenue sans le secours des spécifiques, par des transferts répétés sur le bras gauche.

Deuxième partie. — Chez un second malade, également syphilitique, paralysie dans les deux membres droits, avec hémianesthésie complète, diminution de l'ouïe et de la vue et achromatisme du même côté. Le sujet avait eu autrefois des attaques d'épilepsie avant sa syphilis. Tentatives inutiles pour obtenir le transfert par l'aimant et le diapason. — Succès complet au bout de trois quarts d'heure avec le bain électrique. — Guérison au bout de vingt séances, sans le secours des spécifiques.

Troisième partie. — Considérations pathogéniques sur les paralysies qui surviennent chez des syphilitiques atteints de névropathies hystéro-épilep-tiques, avant ou depuis l'invasion de la maladie constitutionnelle. Analyse des signes qui permettent de rattacher les paralysies à la névropathie hystéro-épileptique ou à la syphilis. Valeur diagnostique et thérapeutique du trans-fert de l'affection locale obtenu par les æsthésiogènes. L'affection transposée n'a qu'une durée temporaire et lorsqu'elle revient à son siège primitif, c'est toujours avec une atténuation relativement à l'état antérieur. Par la répé-tition de ce double déplacement, la somme totale des atténuations ainsi obtenues finit par arriver à la disparition complète de l'affection du côté malade. Le transfert s'effectue sur le côté sain, sans aucun dommage per-manent pour lui.

Ainsi : 1° la syphilis peut être compliquée d'une névropathie qui produit des paralysies pseudo-syphilitiques ; 2° les æthésiogènes permettent de reconnaître et de guérir cette complication sans le secours des spécifiques.

40. *Leçons sur les myopathies syphilitiques.*

(*Annales de Dermatologie et de Syphiligraphie*, 1re série, 1876. In-8° de 208 p., G. Masson, éditeur, 1878).

Ce travail comprend cinq leçons. Les quatre premières sont con-sacrées à une affection signalée depuis longtemps, mais d'une façon très sommaire, et qui n'avait été encore ni décrite ni interprétée. J'ai pris pour base de cette monographie onze observations très com-plètes, et variées dans leurs formes symptomatiques, afin de montrer sous toutes ses faces cette curieuse affection, que je désigne sous le nom d'*affection syphilitique du biceps*, afin de ne rien préjuger sur sa nature intime. — Après l'exposition clinique j'ai décrit cette affection dans son ensemble :

I. On n'observe la myopathie du biceps que dans la syphilis ; elle survient souvent en l'absence de toute cause occasionnelle, et elle est habituellement précoce. L'intensité de la maladie constitutionnelle ne semble avoir qu'une influence médiocre sur son apparition ; mais sa forme et particulièrement celle que j'appelle névropathique à cause de la multiplicité des déterminations qui se font sur le système nerveux périphérique, prédispose à la myopathie bicipitale. Elle n'est pas une émanation de la syphilose des centres, mais un des modes de la syphilose nerveuse périphérique. Elle prédomine dans le biceps et dans les fléchisseurs en général, quand elle envahit les extrémités inférieures ; toutefois les extenseurs n'en sont pas exempts.

II. Caractères symptomatiques de la myopathie bicipitale : Flexion forcée de l'avant-bras sur le bras. — Myopathie tricipitale simultanée et *ankylose musculaire du coude* avec intégrité de l'articulation. — Le tendon du biceps n'est le siège d'aucune production morbide apparente ; le muscle lui-même est quelquefois ramassé sur lui-même, sans grand changement de consistance, mais dans un état de raccourcissement actif et involontaire. — Douleur et ses foyers : foyer du pli du coude ; foyer péri-olécrânien ; douleur dans le corps du muscle. — Douleurs fixes et provoquées ; douleurs spontanées irradiantes, névralgiformes des myonévropathies ; continuité et intermittence ; absence d'anesthésie cutanée.

★ Associations pathologiques de la myopathie bicipitale : arthropathies arthralgiques ; rhumatisme et goutte ; arthrites. Complexité des phénomènes morbides.

III. Guérison spontanée de la myopathie bicipitale ; elle est beaucoup plus rapide par l'iodure de potassium. — Diagnostic. — Pronostic. — Traitement.

IV. Considérations pathogéniques sur la myopathie syphilitique du biceps : diminution de la sensibilité et de la contractibilité électro-musculaires ; elle est inégalement répartie dans la masse du muscle. Une contracture spéciale sous l'influence de la syphilis constitue essentiellement l'affection ; elle est inégalement répartie dans le muscle. Le tendon reste inerte. — L'action syphilitique, qui se détermine sur les muscles est hyperhémique et résolutive. Peut-être s'établit-elle aussi sur les fibres nerveuses. Quelquefois l'affection se généralise, mais avec une affinité prédominante et inexplicable pour le biceps brachial.

Dans la quatrième et la cinquième leçons, j'ai décrit les myopathies gommeuses.

I. Myosites et ténosites syphilitiques : Les myosites syphilitiques se dis=

tinguent de la myosite simple par leur début moins brusque, la lenteur et l'indolence de leur processus, l'absence de suppuration. Elles forment des tumeurs diffuses, dures et sous-aponévrotiques. Elles produisent dans les muscles un état scléreux ou cirrhotique qui atrophie la fibre musculaire. — Dégénérescences cartilagineuses et osseuses consécutives. Torticolis et lumbagos syphilitiques. — Les ténosites consistent en des tuméfactions, des nodi circonscrits ou diffus sur le trajet des cordons : résolution ou rétraction et raccourcissement, etc. — Il y a des myopathies tertiaires complexes formées de myosites chroniques et de myomes syphilitiques, d'une longue durée et sans atrophie consécutive des muscles. — Du resserrement syphilitique des mâchoires : son importance.

II. Myopathies gommeuses et myomes. — A. Myopathies gommeuses précoces : cas curieux. — B. Myopathies gommeuses tardives : topographie, siège, dimensions des myomes syphilitiques. Leur tendance à envahir les extrémités des muscles. — Le processus anatomo-pathologique qui comprend le stade cellulaire, celui de granulation et puis de ramollissement, montre leur analogie avec les sarcomes et les fibromes.

✱ Elles débutent par une dureté diffuse, indolente, faisant corps avec le muscle, s'immobilisant ou se déplaçant avec lui, se moulant sur sa forme, etc. Puis la tumeur se constitue et se dégage du tissu musculaire. Elle gêne les mouvements et détermine quelquefois des phénomènes morbides de voisinage. Dans sa période de régression, elle se résout ou bien se ramollit, s'enflamme, se gangrène, se sclérose ou devient cartilagineuse et osseuse. L'intégrité des ganglions lymphatiques voisins est quelquefois la seule circonstance pathologique qui les différencie des sarcomes. Faits cliniques.

✱ Les myopathies gommeuses sont plus rares que les myosites et que les myopathies fonctionnelles avec ou sans contracture. Elles sont extrêmement rares chez les jeunes sujets. — Déterminations gommeuses de la syphilis et déterminations inflammatoires de la blennorrhagie sur les tendons : il est souvent difficile de les distinguer, quand les deux affections génératrices coexistent chez le même individu.

III. Myopathies viscérales. A. Glossopathies gommeuses : leur siège superficiel ou profond ; elles sont plus fréquentes à la base qu'à la pointe. Leur volume, leur consistance, leur ramollissement : ulcérations consécutives. Complications inflammatoires et gangreneuses, œdème de la glotte. Diagnostic des gommes de la langue d'avec certains psoriasis du même organe et surtout d'avec le cancer psoriasique lingual. — B. Cardiopathies gommeuses. Leurs nombreuses coïncidences pathologiques. Obscurité de leurs symptômes ; mélange des phénomènes d'asystolie et de cachexie syphilitique. Myocardite fibreuse et myocardite gommeuse. — Embolies consécutives, etc., etc. — C. Myopathie du diaphragme.

41. *De la syphilose pharyngo-nasale.*

(Gr. in-8º de 174 p., Adrien Delahaye, éditeur, 1877).

Cet ouvrage se compose de sept leçons faites en 1875 à l'hôpital du Midi et publiées successivement dans la *Gazette médicale,* dans le *Bulletin de thérapeutique* et dans l'*Union médicale*, en 1876 et 1877. — C'est une monographie complète augmentée de tous les cas typiques que j'ai observés depuis l'époque où je commençai mon cours sur ce sujet.

Les trois premières leçons, avec l'appendice, comprennent l'exposition et l'analyse détaillée de trente et un faits. C'est la partie clinique et fondamentale de ce travail. On y trouve toutes les formes, toutes les variétés, tous les degrés de la syphilis pharyngo-nasale, avec les particularités qui se rattachent à l'âge, aux coïncidences pathologiques, au traitement de la maladie constitutionnelle et de l'affection locale.

Les quatre dernières embrassent dans une vue d'ensemble ce qu'avait enseigné la clinique faite au jour le jour. C'est la synthèse après l'analyse. Cette seconde partie qui est didactique se compose de considérations générales et de descriptions détaillées ayant pour objet l'anatomie pathologique, les symptômes, l'évolution, l'étiologie, le diagnostic, le pronostic et le traitement de la syphilis pharyngo-nasale. J'ai donné des développements considérables aux questions qui offrent le plus d'intérêt. Parmi elles je citerai les adhérences du voile du palais dont je rapporte de nombreux exemples, un, entre autres, où au cinquième mois de la syphilis, une ulcération phagédénique d'une partie considérable du voile du palais fut suivie d'adhérences complètes de la paroi postérieure du pharynx aux débris du voile et de l'isthme, interceptant toute communication entre les arrières-narines et la cavité bucco-pharyngienne. — J'ai fait aussi une étude comparative de la syphilose et de la scrofulose pharyngo-nasales, en m'efforçant de pénétrer aussi loin que possible dans les origines constitutionnelles, la pathogénie et l'interprétation physio-pathologique des phénomènes communs ou propres à chacune des deux grandes diathèses.

42. *Diminution des maladies vénériennes dans la ville de Paris, depuis la guerre de 1870-71.*

(*Gazette des Hôpitaux*, 1875. In-8° de 62 p., Adrien Delahaye, éditeur).

Dans ce travail et dans les suivants, je me suis proposé d'étudier la contagion des maladies vénériennes au point de vue démographique, d'en poursuivre les conséquences sur de grandes masses et pendant de longues périodes de temps, et de déterminer les fluctuations que subissent ces maladies à diverses époques, sous le contre-coup d'événements qui jettent une perturbation plus ou moins profonde dans les rapports sociaux.

Les grands centres de population sont ceux qui se prêtent le mieux à de pareilles recherches. Pendant plusieurs années, j'ai dirigé mes investigations dans ce sens, à ma clinique de l'hôpital du Midi ; et, en accumulant de nombreux matériaux sur ce sujet, il m'a été possible de montrer, sous un jour nouveau, les résultats de la contagion vénérienne dans la ville de Paris.

En pareille matière, les statistiques sur une large échelle sont indispensables; mais il ne faut voir en elles qu'un instrument. Que seraient les nombres par eux-mêmes, si l'on ne déterminait leur signification étiologique au point de vue médical et social? Quoique la logique des recherches exigeât que les chiffres fussent au premier plan, je ne les ai jamais considérés que comme un moyen dont il fallait se servir pour s'élever plus haut dans la hiérarchie des causes particulières et générales.

Première partie. — Les statistiques des consultations données à l'hôpital du Midi, dans la période qui s'étend de 1869 à 1875 prouvent que le nombre des maladies vénériennes a diminué dans Paris, à partir du mois de juillet 1870, c'est-à-dire depuis le commencement de la guerre franco-allemande. — Le chiffre des consultants est tombé à son minimum pendant le premier semestre de l'année 1871 et la diminution des consultants, produite par la guerre a été de un tiers environ, de juillet 1870 à juillet 1871.

✶ Il y a eu une recrudescence momentanée des maladies vénériennes pendant l'année 1872, après la guerre, mais elle a été bientôt suivie d'une décroissance progressive dans leur nombre à partir de 1873 jusqu'en 1875. En 1875, elle arriva à être de *trois à quatre dixièmes.*

✶ Les causes de la décroissance des maladies vénériennes dans la ville de Paris, de 1870 à 1875 ont été tout à la fois matérielles et morales :

Première cause. — *Dépopulation de la ville* démontrée par le dénombrement de 1872 ; sa comparaison avec le dénombrement de 1866. Accroissement probable qu'aurait pris la population sans la guerre. — Le dénombrement suivant chaque arrondissement, fait en 1872, établit une augmentation pour la périphérie et une diminution pour son centre. — L'augmentation progressive de la population ouvrière prouve que le rôle de la population parisienne, en tant que nombre, a été moins grand dans la diminution des maladies vénériennes qu'on ne pouvait le supposer *à priori*.

Deuxième cause. — *Appauvrissement relatif, conséquence de la guerre.* On ne peut apprécier qu'hypothétiquement son influence sur la diminution des maladies vénériennes.

Troisième cause. — *Du régime de la prostitution dans la ville de Paris.* Deux catégories de prostituées : filles insoumises, filles inscrites comprenant les filles en carte et les filles en maison. — La contagion vénérienne par les filles insoumises ou coureuses a été, de 1867 à 1875, cinq fois plus considérable que par les filles inscrites. A Paris, depuis 1867, décroissance graduelle de la prostitution inscrite et augmentation parallèle de la prostitution clandestine. — Pendant cette période la prostitution clandestine a été surveillée et assainie : c'est aux mesures prises contre le danger qu'elle fait courir qu'il faut attribuer en grande partie la diminution des maladies vénériennes à Paris.

Quatrième cause. — Augmentation du nombre des mariages dans la ville de Paris après la guerre de 1870-71. Leurs statistiques et leur répartition suivant les arrondissements de 1865 à 1874. Leur accroissement après la guerre est un des premiers facteurs dans la résultante générale de la salubrité, au point de vue des maladies vénériennes.

Deuxième partie. — Maladies vénériennes à Paris, envisagées au point de vue de l'atténuation des accidents propres à chacunes d'elles : 1° *Syphilis :* bénignité des premières poussées et prédominance très commune des manifestations sèches et superficielles. Il n'en faut pas moins réserver le pronostic général, car l'éventualité du syphilisme gommeux viscéral n'est guère moins à craindre avec les syphilis faibles qu'avec les syphilis fortes. Depuis plusieurs années la syphilis à Paris semble diminuer d'intensité et augmenter de fréquence. — 2° *Blennorrhagie :* elle subit peu de changements et reste beaucoup plus identique à elle-même, dans tous les lieux et dans tous les temps, que la syphilis. — 3° *Chancre simple :* le phagédénisme qui lui est propre s'est beaucoup atténué : il est devenu rare et il l'a même été pendant le siège.

J'ai calculé fort approximativement que le nombre des syphilis qui se contractent chaque année dans la ville de Paris doit osciller entre cinq et huit mille.

✳ La licence dans les mœurs qui se produit toujours après les grandes catastrophes est peut-être de nature à expliquer la recrudescence des maladies vénériennes observées en 1872.

43. *Diminution des maladies vénériennes dans la ville de Paris après la guerre jusqu'en 1875, et rareté à cette époque du chancre simple.*

(*Gazette des Hôpitaux*, 1875. In-8° de 95 p., Adrien Delahaye, éditeur).

J'avais vu le chancre simple, une des trois espèces vénériennes, passer par tant de vicissitudes numériques, que j'en fis l'objet d'une étude démographique spéciale, quoiqu'il vienne après la blennorrhagie et surtout après la syphilis comme gravité et comme importance pathologique. Cette publication était le complément de la précédente.

Première partie. — Pendant l'année 1869 et le premier semestre de 1870, le chancre simple subit une diminution remarquable : il devint deux fois moins fréquent que le chancre syphilitique. Ce fait est d'autant plus frappant qu'autrefois, en 1837, par exemple, le chancre simple était à Paris quinze à vingt fois plus fréquent que le chancre syphilitique. C'est en 1861 qu'il commença à diminuer. Il subit diverses vicissitudes numériques dans les années suivantes, tout en perdant peu à peu du terrain jusqu'au début de la guerre de 1870.

✳ Une modification profonde fut produite par la guerre et les deux sièges dans la proportion des trois espèces vénériennes. A la rareté relative du chancre simple succéda sa fréquence extrême pendant cette période. Il devint trois fois plus fréquent que le chancre syphilitique, et il représenta environ la moitié du nombre total des maladies vénériennes. — Mais cette période de croissance fut courte, car la diminution du chancre simple recommença à se produire en 1872. Dès 1873, il ne représentait que le cinquième ; en 1874, que le dix-neuvième; et, en 1875, que la *vingt et unième partie* du nombre total des maladies vénériennes. — De 1874 à 1875, il y avait, à Paris, à peu près *dix fois moins* de chancres simples que de chancres syphlitiques. A Lyon, le chancre simple diminua aussi beaucoup de fréquence, surtout à partir de 1874.

Deuxième partie. — *Causes qui peuvent expliquer la diminution du chancre simple.* Considérations pathologiques sur la nature des trois espèces vénériennes : le chancre simple est la plus locale, la plus étrangère à l'organisme et la moins constitutionnelle. C'est une sorte d'affection parasitaire qu'il est possible de détruire radicalement et dans un bref délai. — L'hygiène générale et l'hygiène des organes génitaux ont une grande influence sur la diminution du chancre simple. Il offre beaucoup plus de prise à la thérapeuthique que la syphilis et la blennorrhagie.

✳ La police sanitaire peut le saisir et le réprimer plus aisément que les deux autres espèces. Sa contagion est moins insidieuse que celle de la blennorrhagie et de la syphilis. — On le découvre plus aisément et il est possible de le guérir vite et radicalement. C'est la prostitution clandestine qui fournit le plus fort contingent de la contagion (quatre fois plus que la prostitution réglementée), pour le chancre simple comme pour les deux autres espèces vénériennes.

✳ *Causes qui produisirent la fréquence prodigieuse du chancre simple pendant les deux sièges.* Importation du chancre simple dans Paris par les troupes qui y affluèrent en 1870. — Le chancre mou.est plus fréquent en province qu'à Paris. Autres causes de fréquence : incurie, promiscuité, indiscipline, relâchement de la surveillance sanitaire.

✳ La prostitution inscrite fournit un contingent de chancres simples plus considérable que celui des chancres syphilitiques, et la cause de ce fait, c'est que la femme en maison devient la proie forcée des catégories sociales où pullule le chancre simple.

44. *Recherches sur la contagion des maladies vénériennes dans la ville de Paris depuis 1875 jusqu'au commencement de 1881. Leur augmentation. — Fréquence actuelle du chancre simple.*

Depuis 1875, j'ai poursuivi mes investigations sur la contagion des maladies vénériennes à Paris. J'en ai publié les résultats dans un ouvrage qu'éditent MM. J.-B. Baillière. Des analyses (*Union méaicale* 1881) et quelques fragments (Topographie des maladies vénérienne dans la ville de Paris, *France médicale* 1881) en ont paru dans les journaux. Voici le résumé de ces nouvelles recherches.

I. *Augmentation des maladies vénériennes à Paris depuis 1875 jusqu'au commencement de 1881.* — L'année 1875 occupe une place exceptionnelle dans la période de 1869 à 1881, car elle marque l'époque où s'est établi l'*étiage* des maladies vénériennes, c'est-à-dire celle où elles atteignirent leur niveau numérique le plus bas.

✳ L'augmentation de ces maladies ne s'accentue d'une façon sensible qu'en 1877. — En 1878, année de l'Exposition universelle, elle prend un développement considérable. — Après l'Exposition, en 1879, le mouvement ascensionnel, loin de se ralentir, s'accélère. — Il en est de même et sur une plus grande échelle pendant l'année 1880. — En cinq années, à partir de 1875, l'augmentation des maladies vénériennes a été *près de deux fois plus considérable* que n'avait été leur diminution en six années, de 1869 à 1875.

II. *Causes de l'augmentation des maladies vénériennes à Paris depuis 1875.*

PREMIÈRE CAUSE. — Augmentation de la population parisienne.

DEUXIÈME CAUSE. — Augmentation de la fortune publique et des fortunes privées. Côté hypothétique de cette cause.

TROISIÈME CAUSE. — *Régime de la prostitution à Paris depuis 1875.* Dangers croissants de la prostitution clandestine. — Diminution des prostituées inscrites, pendant les années 1876, 1878 et 1879. — Ralentissement dans les arrestations des filles insoumises et des filles inscrites. — Augmentation du nombre des prostituées qui se dérobent à la surveillance administrative et sanitaire. — Diminution des visites médicales faites par le dispensaire. — Augmentation de la prostitution clandestine. Difficultés que présente la question de sa surveillance et de son assainissement.

Quatrième cause. — *Exposition universelle de Paris, en* 1878. — C'est d'elle que date l'augmentation sérieuse des maladies vénériennes dans la période quinquennale de 1875 à 1881. — Affluence des ouvriers à Paris pendant la durée de l'Exposition. — Affluence des visiteurs français et étrangers, à Paris, pendant la durée de l'Exposition. Son activité et accroissement forcé de la prostitution sous toutes ses formes et à tous ses degrés. — Augmentation de la prostitution clandestine pendant l'Exposition : elle n'a pas été transitoire; elle est devenue permanente.

III. *Augmentation numérique du chancre simple de* 1875 à 1881. — A la veille de l'Exposition de 1878, les chancres simples étaient aux chancres syphilitiques dans le rapport de 1 à 2,33. — A la fin de l'Exposition, le chancre syphilitique n'est qu'une fois plus nombreux que le simple. — Après l'Exposition, en 1879, le chancre simple, loin de diminuer, augmente et l'emporte comme nombre sur le chancre syphilitique. — Son accroissement coïncide avec celui des maladies vénériennes prises dans leur ensemble, mais présente une prépondérance marquée sur les deux autres. — En 1880, le chancre simple a été, par rapport au chancre syphilitique, dans la proportion de 1,52 à 1. Il constituait à lui seul la dixième partie du nombre total des maladies vénériennes.

IV. *Causes de l'augmentation du chancre simple depuis* 1875. — L'accroissement de la prostitution clandestine en est la principale cause. — Importation probable des chancres simples à Paris par les visiteurs français et étrangers. — Le chancre simple a aussi augmenté dans la ville de Lyon.

V. *L'augmentation numérique des maladies vénériennes n'a pas eu d'influence sur leur intensité.*

VI. *Topographie des maladies vénériennes dans la ville de Paris.* — Classification des accroissements de Paris, d'après la fréquence des maladies vénériennes : Popincourt occupe le premier rang et le Palais-Bourbon le dernier.

VII. *Sources de la contagion vénérienne dans la ville de Paris.* — Des diverses catégories de femmes qui constituent les principales sources de cette contagion; aucun foyer de contagion n'est spécialement alimenté par telle ou telle de ces catégories. — Statistiques relatives aux professions des hommes et des femmes atteints de maladies vénériennes.

Résumé de mes recherches statistiques sur la contagion des maladies vénériennes dans la ville de Paris, depuis le commencement de 1869 jusqu'au commencement de 1881.

A. Le nombre des maladies vénériennes, dans la ville de Paris, diminua considérablement après la guerre de 1870-71. A partir de 1872, époque à laquelle se produisit une recrudescence légère, le décroissement fut progressif jusqu'en 1875.

✴ Parmi les espèces vénériennes, le chancre mou fut le plus atteint par cette diminution, et il devint, en 1875, d'une rareté extraordinaire, tout à la fois absolue et relative, puisqu'il ne représentait plus alors que la vingtième partie du nombre total des maladies vénériennes, et qu'il était, par rapport au chancre syphilitique, dans la proportion de 1 à 10 environ.

✴ Les principales causes de cette diminution des maladies vénériennes et du chancre mou furent : a) la dépopulation immédiate de la ville à la suite de la guerre, et l'arrêt dans le développement numérique de ses habitants ; — b) l'abaissement de la fortune individuelle, qui se produisit dans toutes les classes de la société et qui fut aggravé par l'augmentation des charges ; — c) la surveillance plus rigoureuse de la prostitution en général, et, en particulier, de la prostitution clandestine ; — d) l'augmentation dans le nombre des mariages depuis la guerre, supérieur, malgré la diminution des habitants de Paris, à ce qu'il était avant 1871.

B. 1° L'année 1875 occupe une place exceptionnelle dans la période de 1869 à 1881 ; c'est, en effet, à cette époque que s'est établi l'étiage des maladies vénériennes, puisqu'elles atteignirent le niveau le plus bas auquel elles soient descendues depuis longtemps.

A partir de 1875, le nombre des maladies vénériennes a toujours été en augmentant dans la ville de Paris jusqu'en 1881. Cette augmentation est devenue surtout très accentuée pendant 1878, année de l'Exposition universelle. Mais elle a pris un développement bien plus considérable encore en 1879, et elle a acquis un maximum numérique en 1880, bien supérieur au chiffre de 1869. Le chancre simple a regagné promptement tout le terrain qu'il avait perdu depuis 1869 jusqu'en 1875, et, à sa rareté, a succédé une fréquence absolue et relative, qui a atteint son maximum en 1880. A cette époque, il représentait la dixième partie du nombre total des maladies vénériennes et se trouvait par rapport au chancre syphilitique dans les rapports de 1,54 à 1. Dans cette dernière période quinquennale, les causes de l'augmentation des maladies vénériennes et du chancre simple ont été : a) l'augmentation de la population parisienne ; — b) l'affluence des ouvriers nécessitée par les travaux de l'Exposition universelle et autres grandes constructions dans tous les quartiers de la ville ; — c) l'invasion de la ville par les visiteurs de l'Exposition en 1878 ; — *d*) la diminution de la prostitution inscrite et l'augmentation toujours progressive de la prostitution clandestine ; — *e*) les modifications survenues dans la surveillance et l'assainissement de la prostitution parisienne.

Note complémentaire sur l'excision du chancre syphilitique.

(Voir p. 37.)

J'ai constaté récemment que le malade chez qui j'avais pratiqué l'excision de la papule chancreuse, cinquante heures après son début, avait eu, depuis l'apparition de la syphilis généralisée : *a*) plusieurs poussées de syphilides ecthymateuses et tuberculeuses dont j'ai constaté les cicatrices, une, entre autres sur la nuque, d'une étendue de quatre centimètres carrés. — *b*) Au dix-septième mois de l'excision, une syphilose naso-palatine, avec nécrose du maxillaire supérieur au niveau des deux incisives gauches, abcès, fistule faisant communiquer la fosse nasale du même côté avec le sillon gingivo-labial, etc., etc.

La question de savoir si l'opération faite à temps atténue les conséquences prochaines ou éloignées de la syphilis qu'elle est impuissante à prévenir, reçoit de ce fait une réponse catégoriquement négative. — J'en conclus que l'excision chancreuse est inutile :

1° *Parce qu'elle n'empêche pas la néoplasie locale et primitive de se reproduire ;*

2° *Parce qu'elle ne prévient pas l'intoxication ;*

3° *Parce qu'elle n'atténue point les conséquences prochaines ou éloignées de cette intoxication.*

PARIS. — IMPRIMERIE E. CAPIOMONT ET V. RENAULT, RUE DES POITEVINS, 6.

www.ingramcontent.com/pod-product-compliance
Ingram Content Group UK Ltd.
Pitfield, Milton Keynes, MK11 3LW, UK
UKHW020001080726
13614UKWH00003B/1240